Vegánske lahôdky pre každého

Jedlá plné chuti a vitamínov bez použitia živočíšnych produktov

Ella Green

Zhrnutie

Šalát so srdiečkami z kapary a artičokov 11

Miešaný zeleninový šalát s kukuricou a artičokovými srdiečkami
.... 12

Rímsky šalát s paradajkovou omáčkou 13

Rímsky grécky šalát a paradajkový šalát 15

Paradajkovo-uhorkový šalát mojej dcéry 17

Šalát z húb Enoki a uhorky 19

Paradajkový a cuketový šalát 20

Tomatillos s uhorkovým šalátom 21

Šalát z cherry paradajok a cibule 22

Šalát z cukety a paradajok 23

Dedičský paradajkový šalát 24

Enoki hubový šalát 25

Artičokové srdiečka a šalát z cherry paradajok 26

Kukuričný šalát a cherry paradajky 27

Miešaný šalát zo zeleniny a paradajok 28

Rímsky šalát a datterino paradajkový šalát 29

Endívia a šalát z húb Enokiki 31

Artičokový a paradajkový šalát 32

Dedičský paradajkový a kapustový šalát 33
Špenátový a paradajkový šalát 34
Hubový šalát Mesclun a Enoki 35
Rímsky šalát a uhorkový šalát 36
Špenátový a cuketový šalát 37
Enoki-artičokovo-hubový šalát 38
Endívový a artičokový šalát 39
Endívový a cuketový šalát 41
Mesclun šalát a rímsky šalát 42
Miešaný zelený šalát a paradajka 43
Rímsky a endivie šalát 44
Artičokový a kelový šalát 45
Kapustovo-špenátový šalát 46
Šalát z mrkvy a cherry paradajok 47
Kukuričný šalát a cherry paradajky 48
Miešaný šalát zo zeleniny a mrkvy 49
Rímsky šalát a kukuričný šalát 50
Šalát z kukurice a endívie 51
Šalát z karfiolu a paradajok 53
Brokolica a paradajkový šalát 54
Špenátový a karfiolový šalát 55
Kapustový a brokolicový šalát 56
Špenát a brokolica Coleslaw 57
Artičokový a brokolicový šalát 58

Šalát z kukurice a endívie 59

Miešaný šalát zo zeleniny a mrkvy 60

Paradajkový a kukuričný šalát 61

Enoki a kukuričný šalát 63

Endívový a artičokový šalát 64

Datterino paradajkovo-kapustovo-cibuľový šalát 65

Špenátový paradajkovo-cibuľový šalát Používa sa 66

Šalát zo žeruchy a cukety 67

Mango-paradajkovo-uhorkový šalát 68

Šalát z broskýň, paradajok a cibule 69

Paradajka z čierneho hrozna a biela cibuľa 70

Tekvicový šalát z paradajok a červeného vína 71

Šalát z červenej kapusty, cherry paradajky a cibuľa 72

Višňovo-uhorkový šalát s napa kapustou 73

Červená kapusta a strapcový šalát 74

Šalát z čierneho a červeného hrozna 75

Šalát z manga, broskyne a uhorky 76

Enoki hubový šalát so žeruchou a cuketou 77

Špenátovo-uhorkový šalát 79

Kapustový a cuketový šalát Zu 80

Špenát, cherry paradajky a uhorkový šalát 81

Žeruchový a uhorkový tomatillo šalát 82

Tradičný paradajkový šalát s mangom a uhorkou 83

Broskyňový a paradajkový šalát 84

Šalát z čierneho hrozna a paradajky datterini 85
Šalát z červeného hrozna a cukety 86
Červená kapusta a paradajkový šalát 87
Napa kapusta Enoki hubový uhorkový šalát 88
Šalát s ananásom, paradajkami a uhorkou 89
Šalát z jablk, sliviek, paradajok a uhoriek 90
Cherry paradajkovo-cibuľový šalát 91
Šalát z uhoriek a paradajok 92
Paradajkový a kukuričný šalát 93
Červená kapusta, artičok a uhorkový šalát 95
Červená kapusta Kukurično-artičokový šalát 96
Šalát z hroznových uhoriek a kukurice 97
Broskyňový, čerešňový a čierny ríbezľový šalát 98
Ananás mango a jablkový šalát 99
Šalát z kapusty a žeruchy 100
Žerucha ananásovo-mangový šalát 101
Paradajkovo-jablkový a broskyňový šalát 102
Šalát z huby Enoki s kukuricou a červenou kapustou 103
Tomatillos a jablkový šalát 104
Šalát z marinovaných paradajok a hrozna 106
Červená kapusta, artičok a uhorkový šalát 107
Ananásovo-mangovo-jablkovo-uhorkový šalát 108
Artičok napa Kapustovo-uhorkový šalát 109
Šalát Paradajky Kapusta a Mrkva 110

Napa-mrkvovo-uhorkový šalát 111

Šalát z červenej kapusty, artičokov a listovej zeleniny 112

Tomatillos Špenátový šalát so žeruchou 113

Kapustový, ananásový a uhorkový šalát 114

Kapustový, ananásový a broskyňový šalát 115

Mrkvovo-žeruchový šalát s napa kapustou 116

Napa kapusta a šalát z húb Enoki 117

Napa Žeruchovo-mrkvový šalát 118

Napa artičokový šalát s kapustou a cibuľou 119

Artičok a kapustový šalát Napa 120

Hroznový a kukuričný šalát s kyslou uhorkou 121

Cherry paradajky a špenátový šalát 122

Šalát z červenej kapusty a jabĺk 123

Jablkový šalát a červená kapusta 124

Šalát s ananásom a mangom 125

Kapustový, ananásový, mangový a uhorkový šalát 126

Tomatillo mango a jablkový šalát 127

Šalát a paradajky s balzamikovým dresingom 128

Medový šalát z brokolice a cibule 129

Rímsky šalát s balzamikovým dresingom 130

Základný guacamole šalát 132

Šalát z cherry paradajok a uhorky 134

Brokolicový šalát z cherry paradajok 135

Šalát z červenej papriky a čiernej fazule 137

Fazuľa a kukuričný šalát 138

Kukuričný šalát 139

Minimalistické pečené paradajky 140

Minimalistický broskyňovo-mangový šalát 143

Šalát z grilovanej cukety 144

Grilovaný baklažán v šaláte z makadamového oleja 146

Šalát z grilovanej cukety a baklažánu 148

Grilovaný šalát z cukety a špargle 150

Paradajkovo-uhorkový šalát mojej dcéry 152

Grilovaný ružičkový kel a baklažánový šalát 154

Grilovaný šalát z cukety a špargle 157

Grilovaný šalát z karfiolu a baklažánu 159

Rímsky šalát a grilovaná mrkva 161

Šalát z grilovaného baklažánu a paradajok 163

Šalát z grilovaných cuketových paradajok a baklažánu 165

Ružičkový kel a grilovaný baklažánový šalát 167

Grilovaný šalát so špargľou a baklažánom 169

Šalát na grilovaných zelených fazuľkách a brokolici 172

Šalát z grilovaného šalátu a mrkvy 174

Šalát na grilovaných zelených fazuľkách a brokolici 176

Grilovaný šalát z cukety a čakanky 178

Šalát s grilovaným karfiolom a ružičkovým kelom 180

Jednoduchý grilovaný baklažánový šalát 182

Šalát z grilovanej zelenej fazuľky a paradajok 184

Šalát z grilovaného šalátu a mrkvy 186
Grilovaná čakanka a baklažánový šalát 189
Šalát z grilovaných paradajok a karfiolu 191
Šalát s grilovaným karfiolom a ružičkovým kelom 193
Grilovaná endívia, špargľa a šalát z baklažánu 196
Grilovaná cuketová špargľa a baklažánový šalát 198
Grilovaný špargľový šalát s ružičkovým kelom a cuketou 200
Grilovaný šalát z cukety a špargle 202
Grilovaný baklažán a rímsky šalát 205
Šalát s karfiolom, čakankou a grilovanými zelenými fazuľkami .. 207
Šalát z grilovaných paradajok a karfiolu 209
Grilovaný baklažán a endivia šalát 211
Šalát z grilovanej mrkvy a baklažánu 213
Grilovaný šalát a cuketový šalát 215
Artičokový srdcový šalát a grilovaná kapusta Napa a Bostonský šalát 217
Pikantný šalát z grilovaných artičokových sŕdc 219

Šalát so srdiečkami z kapary a artičokov

Ingrediencie:

1 artičok, umytý, odpenený a nasekaný

½ šálky kapary

½ šálky artičokových srdiečok

korenie

2 polievkové lyžice. biely ocot

4 polievkové lyžice extra panenského olivového oleja

Čerstvé mleté čierne korenie

3/4 šálky nasekaných mandlí

Morská soľ

Príprava

Všetky koreniace prísady zmiešame v kuchynskom robote.

Dochutíme ostatnými surovinami a dobre premiešame.

Miešaný zeleninový šalát s kukuricou a artičokovými srdiečkami

Ingrediencie:

1 zväzok Mesclun, opláchnutý, potľapkaný a nasekaný
½ šálky konzervovanej kukurice
½ šálky artičokových srdiečok

korenie

2 polievkové lyžice. biely ocot
4 polievkové lyžice extra panenského olivového oleja
Čerstvé mleté čierne korenie
3/4 šálky jemne mletých arašidov
Morská soľ

Príprava

Všetky koreniace prísady zmiešame v kuchynskom robote.

Dochutíme ostatnými surovinami a dobre premiešame.

Rímsky šalát s paradajkovou omáčkou

Ingrediencie:
1 hlava rímskeho šalátu, nakrájaná
4 veľké paradajky, olúpané a nakrájané
4 reďkovky, nakrájané na tenké plátky

korenie
6 paradajok, opláchnutých a rozpolených
1 jalapeňo, rozpolené
1 strúčik cesnaku, na štvrtiny
2 polievkové lyžice extra panenského olivového oleja
Kóšer soľ a čerstvo mleté čierne korenie
1/2 ČL mletého kmínu
1 dl nemliečneho smotanového syra
2 polievkové lyžice čerstvej citrónovej šťavy

Pripravte / varte jedlo
Predhrejte rúru na 400 stupňov F.

Na omáčku poukladajte na tanier tomatillos, jalapeňo a cibuľu.

Pokvapkáme olivovým olejom a dochutíme soľou a korením.

Pečieme 25-30 min. kým sa zelenina nezačne farbiť a trochu tmavnúť.

Preložíme do kuchynského robota a necháme vychladnúť, potom rozmixujeme.

Pridáme ostatné suroviny a dáme na hodinu stuhnúť do chladničky.

Dochutíme ostatnými surovinami a dobre premiešame.

Rímsky grécky šalát a paradajkový šalát

Ingrediencie:

1 hlava rímskeho šalátu, nakrájaná

4 celé zrelé paradajky nakrájané na 6 plátkov, potom každý plátok rozpolený

1 stredná celá uhorka, ošúpaná, pozdĺžne rozpolená a nakrájaná na veľké kocky

1/2 celého cesnaku, nakrájaného na veľmi tenké plátky

30 celých zelených olív bez kôstok, pozdĺžne rozpolených, plus 6 olív nakrájaných nadrobno

6 oz rozdrobeného vegánskeho syra

Čerstvá petržlenová vňať, nahrubo nasekaná

korenie

1/4 dl extra panenského olivového oleja

2 polievkové lyžice bieleho octu

1 lyžička cukru alebo viac podľa chuti

1 strúčik cesnaku, nasekaný

Soľ a čerstvo mleté čierne korenie

Šťava z ½ citróna

Morská soľ

Príprava

Všetky koreniace prísady zmiešame v kuchynskom robote a rozmixujeme.

V prípade potreby dochutíme ešte soľou.

Všetky ingrediencie spolu zmiešame.

Paradajkovo-uhorkový šalát mojej dcéry

Ingrediencie:

5 stredne veľkých lúpaných paradajok, pozdĺžne rozpolených, zbavených semienok a nakrájaných na tenké plátky

1/4 cesnaku, ošúpaný, pozdĺžne rozpolený a nakrájaný na tenké plátky

1 veľká uhorka, pozdĺžne rozpolená a nakrájaná na tenké plátky

korenie

šálka extra panenského olivového oleja

2 streky bieleho octu

Hrubá soľ a čierne korenie

Príprava

Zmiešajte všetky ingrediencie omáčky.

Dochutíme ostatnými surovinami a dobre premiešame.

Šalát z húb Enoki a uhorky

Ingrediencie:

15 húb Enoki na tenké plátky
1/4 cesnaku, ošúpaný, pozdĺžne rozpolený a nakrájaný na tenké plátky
1 veľká uhorka, pozdĺžne rozpolená a nakrájaná na tenké plátky

korenie
šálka extra panenského olivového oleja
2 streky bieleho octu
Hrubá soľ a čierne korenie

Príprava
Zmiešajte všetky ingrediencie omáčky.

Dochutíme ostatnými surovinami a dobre premiešame.

Paradajkový a cuketový šalát

Ingrediencie:

5 stredných paradajok, pozdĺžne rozpolených, zbavených jadier a nakrájaných na tenké plátky
1/4 cesnaku, ošúpaný, pozdĺžne rozpolený a nakrájaný na tenké plátky
1 veľká cuketa, pozdĺžne rozpolená, nakrájaná na tenké plátky a blanšírovaná

korenie
šálka extra panenského olivového oleja
2 polievkové lyžice. jablčného octu
Hrubá soľ a čierne korenie

Príprava
Zmiešajte všetky ingrediencie omáčky.

Dochutíme ostatnými surovinami a dobre premiešame.

Tomatillos s uhorkovým šalátom

Ingrediencie:

10 tomatillos, pozdĺžne rozpolených, zbavených jadier a nakrájaných na tenké plátky
1/4 cesnaku, ošúpaný, pozdĺžne rozpolený a nakrájaný na tenké plátky
1 veľká uhorka, pozdĺžne rozpolená a nakrájaná na tenké plátky

korenie
šálka extra panenského olivového oleja
2 streky bieleho octu
Hrubá soľ a čierne korenie

Príprava
Zmiešajte všetky ingrediencie omáčky.

Dochutíme ostatnými surovinami a dobre premiešame.

Šalát z cherry paradajok a cibule

Ingrediencie:

5 stredne veľkých lúpaných paradajok, pozdĺžne rozpolených, zbavených semienok a nakrájaných na tenké plátky
1/4 cesnaku, ošúpaný, pozdĺžne rozpolený a nakrájaný na tenké plátky
1 veľká uhorka, pozdĺžne rozpolená a nakrájaná na tenké plátky

korenie
šálka extra panenského olivového oleja
2 polievkové lyžice. jablčného octu
Hrubá soľ a čierne korenie

Príprava
Zmiešajte všetky ingrediencie omáčky.

Dochutíme ostatnými surovinami a dobre premiešame.

Šalát z cukety a paradajok

Ingrediencie:

5 stredných paradajok, pozdĺžne rozpolených, zbavených jadier a nakrájaných na tenké plátky

1/4 cesnaku, ošúpaný, pozdĺžne rozpolený a nakrájaný na tenké plátky

1 veľká cuketa, pozdĺžne rozpolená, nakrájaná na tenké plátky a blanšírovaná

korenie

šálka extra panenského olivového oleja

2 streky bieleho octu

Hrubá soľ a čierne korenie

Príprava

Zmiešajte všetky ingrediencie omáčky.

Dochutíme ostatnými surovinami a dobre premiešame.

Dedičský paradajkový šalát

Ingrediencie:

3 Heirloom paradajky pozdĺžne rozpolené, zbavené jadrovníkov a nakrájané na tenké plátky
1/4 cesnaku, ošúpaný, pozdĺžne rozpolený a nakrájaný na tenké plátky
1 veľká uhorka, pozdĺžne rozpolená a nakrájaná na tenké plátky

korenie
šálka extra panenského olivového oleja
2 streky bieleho octu
Hrubá soľ a čierne korenie

Príprava
Zmiešajte všetky ingrediencie omáčky.

Dochutíme ostatnými surovinami a dobre premiešame.

Enoki hubový šalát

Ingrediencie:

15 húb Enoki na tenké plátky
1/4 cesnaku, ošúpaný, pozdĺžne rozpolený a nakrájaný na tenké plátky
1 veľká uhorka, pozdĺžne rozpolená a nakrájaná na tenké plátky

korenie

šálka extra panenského olivového oleja
2 polievkové lyžice. jablčného octu
Hrubá soľ a čierne korenie

Príprava

Zmiešajte všetky ingrediencie omáčky.

Dochutíme ostatnými surovinami a dobre premiešame.

Artičokové srdiečka a šalát z cherry paradajok

Ingrediencie:

6 artičokových sŕdc (z konzervy)

5 stredne veľkých lúpaných paradajok, pozdĺžne rozpolených, zbavených semienok a nakrájaných na tenké plátky

1/4 cesnaku, ošúpaný, pozdĺžne rozpolený a nakrájaný na tenké plátky

1 veľká uhorka, pozdĺžne rozpolená a nakrájaná na tenké plátky

korenie

šálka extra panenského olivového oleja

2 streky bieleho octu

Hrubá soľ a čierne korenie

Príprava

Zmiešajte všetky ingrediencie omáčky.

Dochutíme ostatnými surovinami a dobre premiešame.

Kukuričný šalát a cherry paradajky

Ingrediencie:

½ šálky konzervovanej kukurice

5 stredne veľkých lúpaných paradajok, pozdĺžne rozpolených, zbavených semienok a nakrájaných na tenké plátky

1/4 cesnaku, ošúpaný, pozdĺžne rozpolený a nakrájaný na tenké plátky

1 veľká cuketa, pozdĺžne rozpolená, nakrájaná na tenké plátky a blanšírovaná

korenie

šálka extra panenského olivového oleja

2 streky bieleho octu

Hrubá soľ a čierne korenie

Príprava

Zmiešajte všetky ingrediencie omáčky.

Dochutíme ostatnými surovinami a dobre premiešame.

Miešaný šalát zo zeleniny a paradajok

Ingrediencie:

1 zväzok Meslcun, opláchnutý a scedený

5 stredných paradajok, pozdĺžne rozpolených, zbavených jadier a nakrájaných na tenké plátky

1/4 cesnaku, ošúpaný, pozdĺžne rozpolený a nakrájaný na tenké plátky

1 veľká uhorka, pozdĺžne rozpolená a nakrájaná na tenké plátky

korenie

šálka extra panenského olivového oleja

2 polievkové lyžice. jablčného octu

Hrubá soľ a čierne korenie

Príprava

Zmiešajte všetky ingrediencie omáčky.

Dochutíme ostatnými surovinami a dobre premiešame.

Rímsky šalát a datterino paradajkový šalát

Ingrediencie:
1 zväzok rímskeho šalátu, opláchnutý a scedený
5 stredne veľkých lúpaných paradajok, pozdĺžne rozpolených, zbavených semienok a nakrájaných na tenké plátky
1/4 cesnaku, ošúpaný, pozdĺžne rozpolený a nakrájaný na tenké plátky
1 veľká uhorka, pozdĺžne rozpolená a nakrájaná na tenké plátky

korenie
šálka extra panenského olivového oleja
2 streky bieleho octu
Hrubá soľ a čierne korenie

Príprava
Zmiešajte všetky ingrediencie omáčky.

Dochutíme ostatnými surovinami a dobre premiešame.

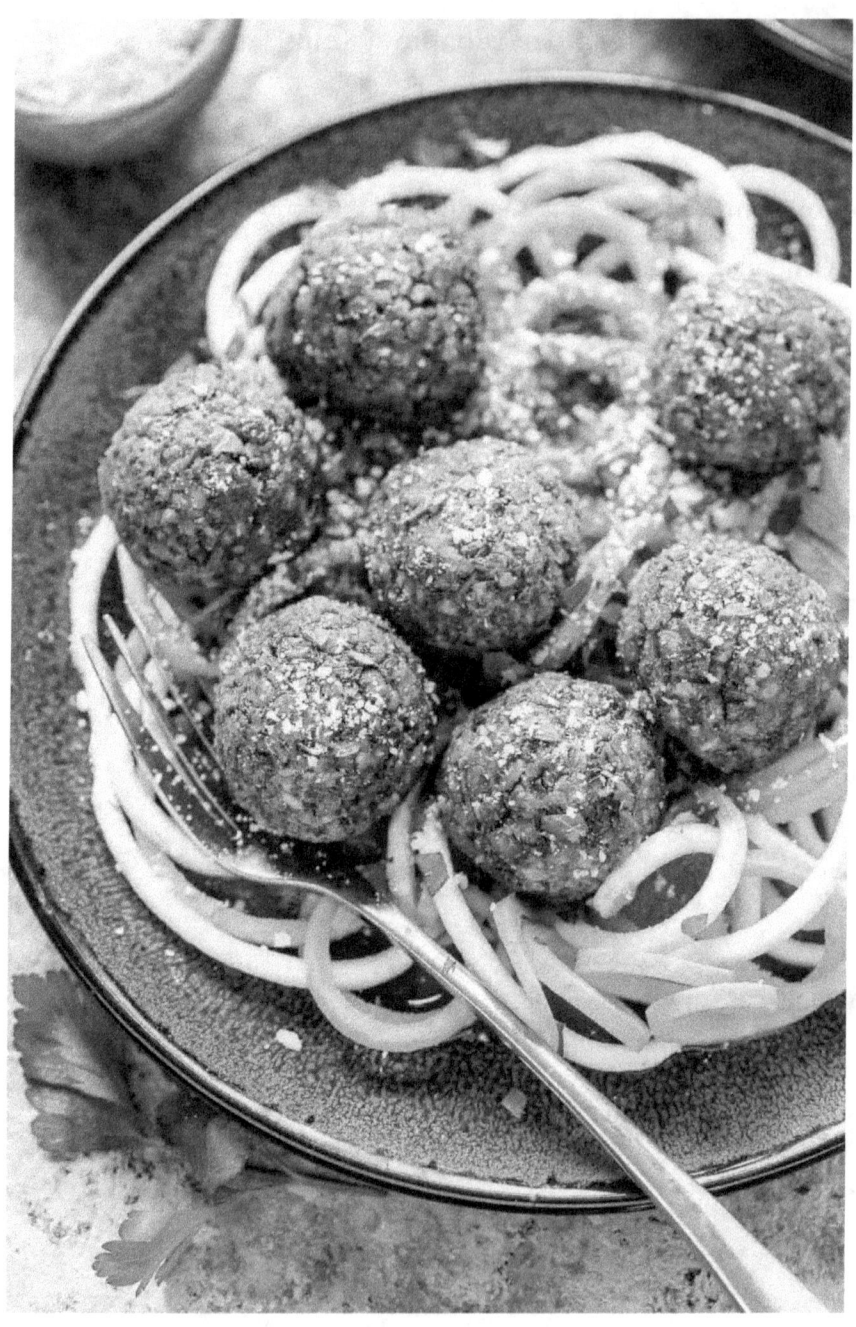

Endívia a šalát z húb Enokiki

Ingrediencie:

1 zväzok endívie, opláchnutý a scedený
15 húb Enoki na tenké plátky
1/4 cesnaku, ošúpaný, pozdĺžne rozpolený a nakrájaný na tenké plátky
1 veľká uhorka, pozdĺžne rozpolená a nakrájaná na tenké plátky

korenie

šálka extra panenského olivového oleja
2 streky bieleho octu
Hrubá soľ a čierne korenie

Príprava

Zmiešajte všetky ingrediencie omáčky.

Dochutíme ostatnými surovinami a dobre premiešame.

Artičokový a paradajkový šalát

Ingrediencie:

1 artičok, opláchnutý a scedený

5 stredných paradajok, pozdĺžne rozpolených, zbavených jadier a nakrájaných na tenké plátky

1/4 cesnaku, ošúpaný, pozdĺžne rozpolený a nakrájaný na tenké plátky

1 veľká cuketa, pozdĺžne rozpolená, nakrájaná na tenké plátky a blanšírovaná

korenie

šálka extra panenského olivového oleja

2 streky bieleho octu

Hrubá soľ a čierne korenie

Príprava

Zmiešajte všetky ingrediencie omáčky.

Dochutíme ostatnými surovinami a dobre premiešame.

Dedičský paradajkový a kapustový šalát

Ingrediencie:

1 zväzok kelu, opláchnutý a scedený

3 Heirloom paradajky pozdĺžne rozpolené, zbavené jadrovníkov a nakrájané na tenké plátky

1/4 cesnaku, ošúpaný, pozdĺžne rozpolený a nakrájaný na tenké plátky

1 veľká uhorka, pozdĺžne rozpolená a nakrájaná na tenké plátky

korenie

šálka extra panenského olivového oleja

2 polievkové lyžice. jablčného octu

Hrubá soľ a čierne korenie

Príprava

Zmiešajte všetky ingrediencie omáčky.

Dochutíme ostatnými surovinami a dobre premiešame.

Špenátový a paradajkový šalát

Ingrediencie:

1 zväzok špenátu, opláchnutý a scedený

10 tomatillos, pozdĺžne rozpolených, zbavených jadier a nakrájaných na tenké plátky

1/4 cesnaku, ošúpaný, pozdĺžne rozpolený a nakrájaný na tenké plátky

1 veľká uhorka, pozdĺžne rozpolená a nakrájaná na tenké plátky

korenie

šálka extra panenského olivového oleja

2 streky bieleho octu

Hrubá soľ a čierne korenie

Príprava

Zmiešajte všetky ingrediencie omáčky.

Dochutíme ostatnými surovinami a dobre premiešame.

Hubový šalát Mesclun a Enoki

Ingrediencie:

1 zväzok Meslcun, opláchnutý a scedený

15 húb Enoki na tenké plátky

1/4 cesnaku, ošúpaný, pozdĺžne rozpolený a nakrájaný na tenké plátky

1 veľká uhorka, pozdĺžne rozpolená a nakrájaná na tenké plátky

korenie

šálka extra panenského olivového oleja

2 streky bieleho octu

Hrubá soľ a čierne korenie

Príprava

Zmiešajte všetky ingrediencie omáčky.

Dochutíme ostatnými surovinami a dobre premiešame.

Rímsky šalát a uhorkový šalát

Ingrediencie:

1 zväzok rímskeho šalátu, opláchnutý a scedený

5 stredne veľkých lúpaných paradajok, pozdĺžne rozpolených, zbavených semienok a nakrájaných na tenké plátky

1/4 cesnaku, ošúpaný, pozdĺžne rozpolený a nakrájaný na tenké plátky

1 veľká uhorka, pozdĺžne rozpolená a nakrájaná na tenké plátky

korenie

šálka extra panenského olivového oleja

2 polievkové lyžice. jablčného octu

Hrubá soľ a čierne korenie

Príprava

Zmiešajte všetky ingrediencie omáčky.

Dochutíme ostatnými surovinami a dobre premiešame.

Špenátový a cuketový šalát

Ingrediencie:

1 zväzok kelu, opláchnutý a scedený

1 zväzok špenátu, opláchnutý a scedený

1/4 cesnaku, ošúpaný, pozdĺžne rozpolený a nakrájaný na tenké plátky

1 veľká cuketa, pozdĺžne rozpolená, nakrájaná na tenké plátky a blanšírovaná

korenie

šálka extra panenského olivového oleja

2 streky bieleho octu

Hrubá soľ a čierne korenie

Príprava

Zmiešajte všetky ingrediencie omáčky.

Dochutíme ostatnými surovinami a dobre premiešame.

Enoki-artičokovo-hubový šalát

Ingrediencie:

1 artičok, opláchnutý a scedený

1 zväzok kelu, opláchnutý a scedený

15 húb Enoki na tenké plátky

1/4 cesnaku, ošúpaný, pozdĺžne rozpolený a nakrájaný na tenké plátky

1 veľká uhorka, pozdĺžne rozpolená a nakrájaná na tenké plátky

korenie

šálka extra panenského olivového oleja

2 streky bieleho octu

Hrubá soľ a čierne korenie

Príprava

Zmiešajte všetky ingrediencie omáčky.

Dochutíme ostatnými surovinami a dobre premiešame.

Endívový a artičokový šalát

Ingrediencie:

1 zväzok endívie, opláchnutý a scedený

1 artičok, opláchnutý a scedený

1 veľká uhorka, pozdĺžne rozpolená a nakrájaná na tenké plátky

korenie

šálka extra panenského olivového oleja

2 streky bieleho octu

Hrubá soľ a čierne korenie

Príprava

Zmiešajte všetky ingrediencie omáčky.

Dochutíme ostatnými surovinami a dobre premiešame.

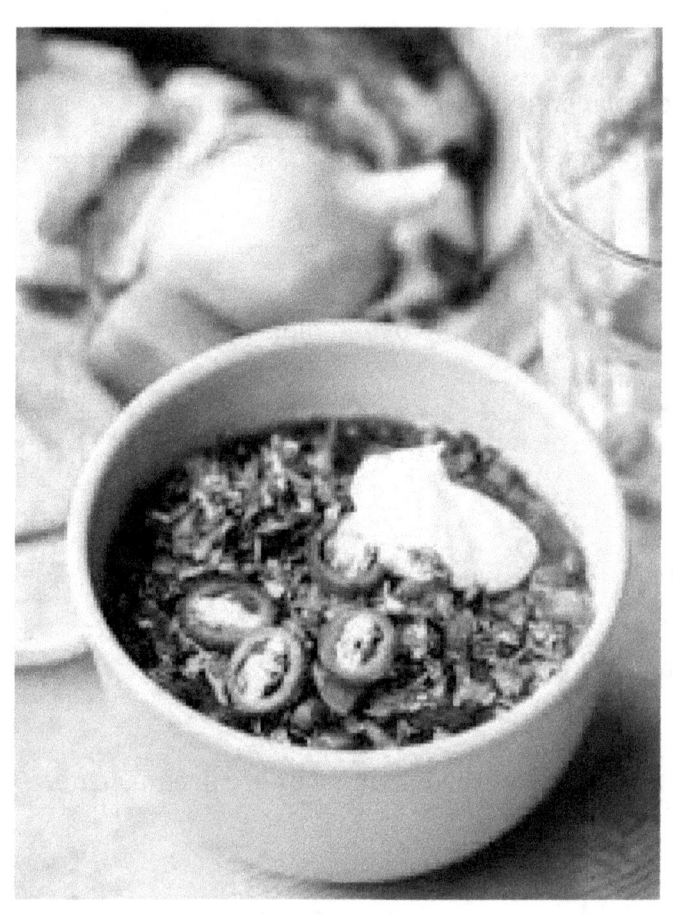

Endívový a cuketový šalát

Ingrediencie:

1 zväzok rímskeho šalátu, opláchnutý a scedený

1 zväzok endívie, opláchnutý a scedený

1 veľká cuketa, pozdĺžne rozpolená, nakrájaná na tenké plátky a blanšírovaná

korenie

šálka extra panenského olivového oleja

2 streky bieleho octu

Hrubá soľ a čierne korenie

Príprava

Zmiešajte všetky ingrediencie omáčky.

Dochutíme ostatnými surovinami a dobre premiešame.

Mesclun šalát a rímsky šalát

Ingrediencie:

1 zväzok Meslcun, opláchnutý a scedený

1 zväzok rímskeho šalátu, opláchnutý a scedený

1/4 cesnaku, ošúpaný, pozdĺžne rozpolený a nakrájaný na tenké plátky

1 veľká uhorka, pozdĺžne rozpolená a nakrájaná na tenké plátky

korenie

šálka extra panenského olivového oleja

2 polievkové lyžice. jablčného octu

Hrubá soľ a čierne korenie

Príprava

Zmiešajte všetky ingrediencie omáčky.

Dochutíme ostatnými surovinami a dobre premiešame.

Miešaný zelený šalát a paradajka

Ingrediencie:

1 zväzok Meslcun, opláchnutý a scedený
1 zväzok rímskeho šalátu, opláchnutý a scedený
10 tomatillos, pozdĺžne rozpolených, zbavených jadier a nakrájaných na tenké plátky
1/4 cesnaku, ošúpaný, pozdĺžne rozpolený a nakrájaný na tenké plátky
1 veľká cuketa, pozdĺžne rozpolená, nakrájaná na tenké plátky a blanšírovaná

korenie

šálka extra panenského olivového oleja
2 streky bieleho octu
Hrubá soľ a čierne korenie

Príprava

Zmiešajte všetky ingrediencie omáčky.

Dochutíme ostatnými surovinami a dobre premiešame.

Rímsky a endivie šalát

Ingrediencie:

1 zväzok rímskeho šalátu, opláchnutý a scedený

1 zväzok endívie, opláchnutý a scedený

5 stredne veľkých lúpaných paradajok, pozdĺžne rozpolených, zbavených semienok a nakrájaných na tenké plátky

1/4 cesnaku, ošúpaný, pozdĺžne rozpolený a nakrájaný na tenké plátky

1 veľká uhorka, pozdĺžne rozpolená a nakrájaná na tenké plátky

korenie

šálka extra panenského olivového oleja

2 streky bieleho octu

Hrubá soľ a čierne korenie

Príprava

Zmiešajte všetky ingrediencie omáčky.

Dochutíme ostatnými surovinami a dobre premiešame.

Artičokový a kelový šalát

Ingrediencie:

1 artičok, opláchnutý a scedený

1 zväzok kelu, opláchnutý a scedený

3 Heirloom paradajky pozdĺžne rozpolené, zbavené jadrovníkov a nakrájané na tenké plátky

1/4 cesnaku, ošúpaný, pozdĺžne rozpolený a nakrájaný na tenké plátky

1 veľká uhorka, pozdĺžne rozpolená a nakrájaná na tenké plátky

korenie

šálka extra panenského olivového oleja

2 streky bieleho octu

Hrubá soľ a čierne korenie

Príprava

Zmiešajte všetky ingrediencie omáčky.

Dochutíme ostatnými surovinami a dobre premiešame.

Kapustovo-špenátový šalát

Ingrediencie:

1 zväzok kelu, opláchnutý a scedený
1 zväzok špenátu, opláchnutý a scedený
15 húb Enoki na tenké plátky
1/4 cesnaku, ošúpaný, pozdĺžne rozpolený a nakrájaný na tenké plátky
1 veľká uhorka, pozdĺžne rozpolená a nakrájaná na tenké plátky

korenie

šálka extra panenského olivového oleja
2 streky bieleho octu
Hrubá soľ a čierne korenie

Príprava

Zmiešajte všetky ingrediencie omáčky.

Dochutíme ostatnými surovinami a dobre premiešame.

Šalát z mrkvy a cherry paradajok

Ingrediencie:

1 šálka mrkvy, nakrájaná

5 stredne veľkých lúpaných paradajok, pozdĺžne rozpolených, zbavených semienok a nakrájaných na tenké plátky

1/4 cesnaku, ošúpaný, pozdĺžne rozpolený a nakrájaný na tenké plátky

1 veľká uhorka, pozdĺžne rozpolená a nakrájaná na tenké plátky

korenie

šálka extra panenského olivového oleja

2 polievkové lyžice. jablčného octu

Hrubá soľ a čierne korenie

Príprava

Zmiešajte všetky ingrediencie omáčky.

Dochutíme ostatnými surovinami a dobre premiešame.

Kukuričný šalát a cherry paradajky

Ingrediencie:

1 šálka baby kukurice (konzervovaná), scedená

5 stredne veľkých lúpaných paradajok, pozdĺžne rozpolených, zbavených semienok a nakrájaných na tenké plátky

1/4 cesnaku, ošúpaný, pozdĺžne rozpolený a nakrájaný na tenké plátky

1 veľká cuketa, pozdĺžne rozpolená, nakrájaná na tenké plátky a blanšírovaná

korenie

šálka extra panenského olivového oleja

2 streky bieleho octu

Hrubá soľ a čierne korenie

Príprava

Zmiešajte všetky ingrediencie omáčky.

Dochutíme ostatnými surovinami a dobre premiešame.

Miešaný šalát zo zeleniny a mrkvy

Ingrediencie:

1 zväzok Meslcun, opláchnutý a scedený

1 šálka mrkvy, nakrájaná

1 veľká uhorka, pozdĺžne rozpolená a nakrájaná na tenké plátky

korenie

šálka extra panenského olivového oleja

2 streky bieleho octu

Hrubá soľ a čierne korenie

Príprava

Zmiešajte všetky ingrediencie omáčky.

Dochutíme ostatnými surovinami a dobre premiešame.

Rímsky šalát a kukuričný šalát

Ingrediencie:

1 zväzok rímskeho šalátu, opláchnutý a scedený

1 šálka baby kukurice (konzervovaná), scedená

1 veľká uhorka, pozdĺžne rozpolená a nakrájaná na tenké plátky

korenie

šálka extra panenského olivového oleja

2 streky bieleho octu

Hrubá soľ a čierne korenie

Príprava

Zmiešajte všetky ingrediencie omáčky.

Dochutíme ostatnými surovinami a dobre premiešame.

Šalát z kukurice a endívie

Ingrediencie:
1 šálka baby kukurice (konzervovaná), scedená
1 zväzok endívie, opláchnutý a scedený
1/4 cesnaku, ošúpaný, pozdĺžne rozpolený a nakrájaný na tenké plátky
1 veľká cuketa, pozdĺžne rozpolená, nakrájaná na tenké plátky a blanšírovaná

korenie
šálka extra panenského olivového oleja
2 polievkové lyžice. jablčného octu
Hrubá soľ a čierne korenie

Príprava
Zmiešajte všetky ingrediencie omáčky.

Dochutíme ostatnými surovinami a dobre premiešame.

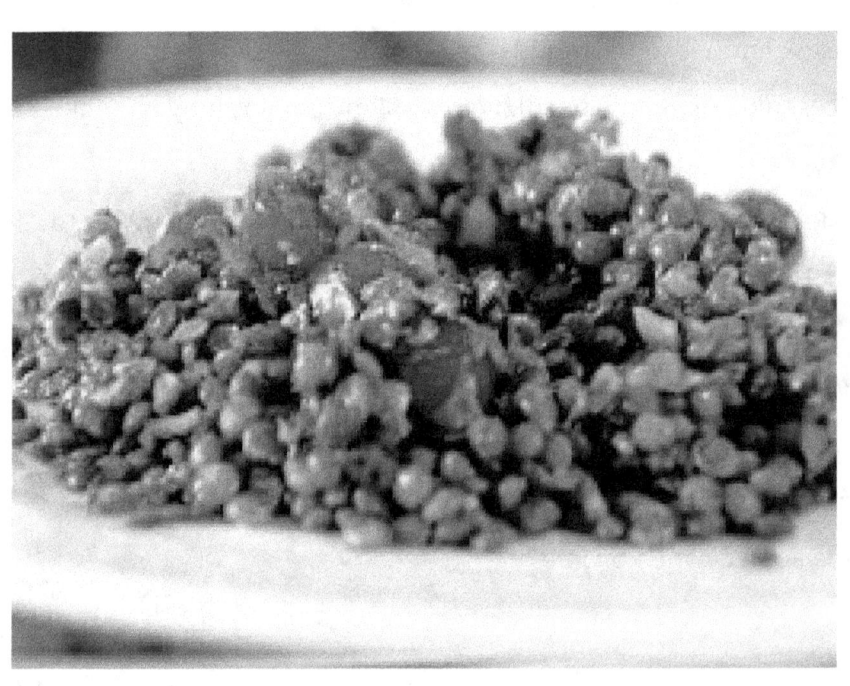

Šalát z karfiolu a paradajok

Ingrediencie:

9 ružičiek karfiolu, blanšírovaných a scedených

10 tomatillos, pozdĺžne rozpolených, zbavených jadier a nakrájaných na tenké plátky

1/4 cesnaku, ošúpaný, pozdĺžne rozpolený a nakrájaný na tenké plátky

1 veľká uhorka, pozdĺžne rozpolená a nakrájaná na tenké plátky

korenie

šálka extra panenského olivového oleja

2 streky bieleho octu

Hrubá soľ a čierne korenie

Príprava

Zmiešajte všetky ingrediencie omáčky.

Dochutíme ostatnými surovinami a dobre premiešame.

Brokolica a paradajkový šalát

Ingrediencie:

8 ružičiek brokolice, blanšírovaných a scedených

10 tomatillos, pozdĺžne rozpolených, zbavených jadier a nakrájaných na tenké plátky

1/4 cesnaku, ošúpaný, pozdĺžne rozpolený a nakrájaný na tenké plátky

1 veľká uhorka, pozdĺžne rozpolená a nakrájaná na tenké plátky

korenie

šálka extra panenského olivového oleja

2 streky bieleho octu

Hrubá soľ a čierne korenie

Príprava

Zmiešajte všetky ingrediencie omáčky.

Dochutíme ostatnými surovinami a dobre premiešame.

Špenátový a karfiolový šalát

Ingrediencie:

1 zväzok špenátu, opláchnutý a scedený

9 ružičiek karfiolu, blanšírovaných a scedených

1 veľká cuketa, pozdĺžne rozpolená, nakrájaná na tenké plátky a blanšírovaná

korenie

šálka extra panenského olivového oleja

2 streky bieleho octu

Hrubá soľ a čierne korenie

Príprava

Zmiešajte všetky ingrediencie omáčky.

Dochutíme ostatnými surovinami a dobre premiešame.

Kapustový a brokolicový šalát

Ingrediencie:

1 zväzok kelu, opláchnutý a scedený
8 ružičiek brokolice, blanšírovaných a scedených
1 veľká uhorka, pozdĺžne rozpolená a nakrájaná na tenké plátky

korenie
šálka extra panenského olivového oleja
2 streky bieleho octu
Hrubá soľ a čierne korenie

Príprava
Zmiešajte všetky ingrediencie omáčky.

Dochutíme ostatnými surovinami a dobre premiešame.

Špenát a brokolica Coleslaw

Ingrediencie:

1 zväzok kelu, opláchnutý a scedený

8 ružičiek brokolice, blanšírovaných a scedených

1 zväzok špenátu, opláchnutý a scedený

korenie

šálka extra panenského olivového oleja

2 streky bieleho octu

Hrubá soľ a čierne korenie

Príprava

Zmiešajte všetky ingrediencie omáčky.

Dochutíme ostatnými surovinami a dobre premiešame.

Artičokový a brokolicový šalát

Ingrediencie:

1 artičok, opláchnutý a scedený

1 zväzok kelu, opláchnutý a scedený

8 ružičiek brokolice, blanšírovaných a scedených

korenie

šálka extra panenského olivového oleja

2 streky bieleho octu

Hrubá soľ a čierne korenie

Príprava

Zmiešajte všetky ingrediencie omáčky.

Dochutíme ostatnými surovinami a dobre premiešame.

Šalát z kukurice a endívie

Ingrediencie:

1 šálka baby kukurice (konzervovaná), scedená

1 zväzok endívie, opláchnutý a scedený

1 artičok, opláchnutý a scedený

korenie

šálka extra panenského olivového oleja

2 polievkové lyžice. jablčného octu

Hrubá soľ a čierne korenie

Príprava

Zmiešajte všetky ingrediencie omáčky.

Dochutíme ostatnými surovinami a dobre premiešame.

Miešaný šalát zo zeleniny a mrkvy

Ingrediencie:

1 zväzok Meslcun, opláchnutý a scedený

1 šálka mrkvy, nakrájaná

1 zväzok rímskeho šalátu, opláchnutý a scedený

korenie

šálka extra panenského olivového oleja

2 streky bieleho octu

Hrubá soľ a čierne korenie

Príprava

Zmiešajte všetky ingrediencie omáčky.

Dochutíme ostatnými surovinami a dobre premiešame.

Paradajkový a kukuričný šalát

Ingrediencie:

10 tomatillos, pozdĺžne rozpolených, zbavených jadier a nakrájaných na tenké plátky

1 šálka baby kukurice (konzervovaná), scedená

1 zväzok endívie, opláchnutý a scedený

1 artičok, opláchnutý a scedený

korenie

šálka extra panenského olivového oleja

2 streky bieleho octu

Hrubá soľ a čierne korenie

Príprava

Zmiešajte všetky ingrediencie omáčky.

Dochutíme ostatnými surovinami a dobre premiešame.

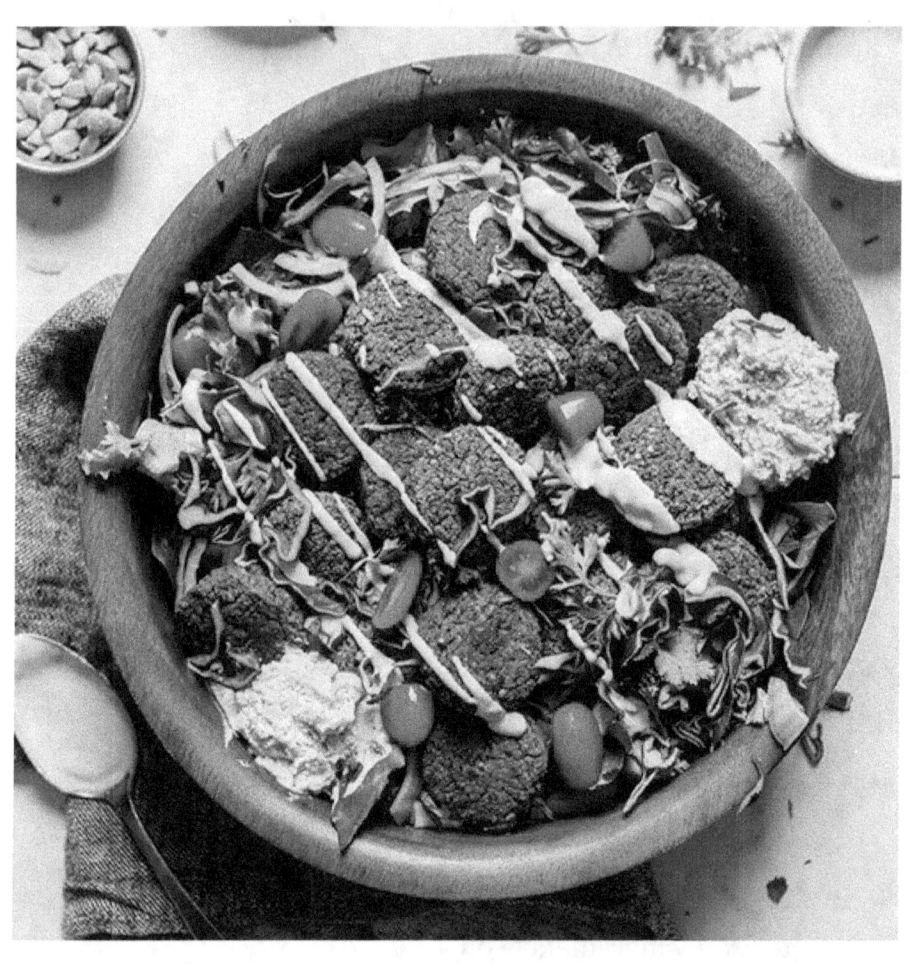

Enoki a kukuričný šalát

Ingrediencie:

15 húb Enoki na tenké plátky
1 šálka baby kukurice (konzervovaná), scedená
1 zväzok endívie, opláchnutý a scedený
1 artičok, opláchnutý a scedený

korenie

šálka extra panenského olivového oleja
2 polievkové lyžice. jablčného octu
Hrubá soľ a čierne korenie

Príprava

Zmiešajte všetky ingrediencie omáčky.

Dochutíme ostatnými surovinami a dobre premiešame.

Endívový a artičokový šalát

Ingrediencie:

3 Heirloom paradajky pozdĺžne rozpolené, zbavené jadrovníkov a nakrájané na tenké plátky

1 zväzok endívie, opláchnutý a scedený

1 artičok, opláchnutý a scedený

1 zväzok kelu, opláchnutý a scedený

korenie

šálka extra panenského olivového oleja

2 streky bieleho octu

Hrubá soľ a čierne korenie

Príprava

Zmiešajte všetky ingrediencie omáčky.

Dochutíme ostatnými surovinami a dobre premiešame.

Datterino paradajkovo-kapustovo-cibuľový šalát

Ingrediencie:

1 zväzok kelu, opláchnutý a scedený

5 stredne veľkých lúpaných paradajok, pozdĺžne rozpolených, zbavených semienok a nakrájaných na tenké plátky

1/4 cesnaku, ošúpaný, pozdĺžne rozpolený a nakrájaný na tenké plátky

1 veľká uhorka, pozdĺžne rozpolená a nakrájaná na tenké plátky

korenie

šálka extra panenského olivového oleja

2 streky bieleho octu

Hrubá soľ a čierne korenie

Príprava

Zmiešajte všetky ingrediencie omáčky.

Dochutíme ostatnými surovinami a dobre premiešame.

Špenátový paradajkovo-cibuľový šalát Používa sa

Ingrediencie:

1 zväzok špenátu, opláchnutý a scedený

5 stredne veľkých lúpaných paradajok, pozdĺžne rozpolených, zbavených semienok a nakrájaných na tenké plátky

1/4 cesnaku, ošúpaný, pozdĺžne rozpolený a nakrájaný na tenké plátky

1 veľká uhorka, pozdĺžne rozpolená a nakrájaná na tenké plátky

korenie

šálka extra panenského olivového oleja

2 streky bieleho octu

Hrubá soľ a čierne korenie

Príprava

Zmiešajte všetky ingrediencie omáčky.

Dochutíme ostatnými surovinami a dobre premiešame.

Šalát zo žeruchy a cukety

Ingrediencie:

1 zväzok žeruchy, opláchnutý a scedený

5 stredne veľkých lúpaných paradajok, pozdĺžne rozpolených, zbavených semienok a nakrájaných na tenké plátky

1/4 cesnaku, ošúpaný, pozdĺžne rozpolený a nakrájaný na tenké plátky

1 veľká cuketa, pozdĺžne rozpolená, nakrájaná na tenké plátky a blanšírovaná

korenie

šálka extra panenského olivového oleja

2 polievkové lyžice. jablčného octu

Hrubá soľ a čierne korenie

Príprava

Zmiešajte všetky ingrediencie omáčky.

Dochutíme ostatnými surovinami a dobre premiešame.

Mango-paradajkovo-uhorkový šalát

Ingrediencie:

1 šálka manga nakrájaného na kocky

5 stredne veľkých lúpaných paradajok, pozdĺžne rozpolených, zbavených semienok a nakrájaných na tenké plátky

1/4 cesnaku, ošúpaný, pozdĺžne rozpolený a nakrájaný na tenké plátky

1 veľká uhorka, pozdĺžne rozpolená a nakrájaná na tenké plátky

korenie

šálka extra panenského olivového oleja

2 streky bieleho octu

Hrubá soľ a čierne korenie

Príprava

Zmiešajte všetky ingrediencie omáčky.

Dochutíme ostatnými surovinami a dobre premiešame.

Šalát z broskýň, paradajok a cibule

Ingrediencie:

1 šálka na kocky nakrájaných broskýň

5 stredných paradajok, pozdĺžne rozpolených, zbavených jadier a nakrájaných na tenké plátky

1/4 cesnaku, ošúpaný, pozdĺžne rozpolený a nakrájaný na tenké plátky

1 veľká uhorka, pozdĺžne rozpolená a nakrájaná na tenké plátky

korenie

šálka extra panenského olivového oleja

2 streky bieleho octu

Hrubá soľ a čierne korenie

Príprava

Zmiešajte všetky ingrediencie omáčky.

Dochutíme ostatnými surovinami a dobre premiešame.

Paradajka z čierneho hrozna a biela cibuľa

Ingrediencie:
12 ks. čierne hrozno
10 tomatillos, pozdĺžne rozpolených, zbavených jadier a nakrájaných na tenké plátky
1/4 cesnaku, ošúpaný, pozdĺžne rozpolený a nakrájaný na tenké plátky
1 veľká uhorka, pozdĺžne rozpolená a nakrájaná na tenké plátky

korenie
šálka extra panenského olivového oleja
2 streky bieleho octu
Hrubá soľ a čierne korenie

Príprava
Zmiešajte všetky ingrediencie omáčky.

Dochutíme ostatnými surovinami a dobre premiešame.

Tekvicový šalát z paradajok a červeného vína

Ingrediencie:

10 sa vráti. Červené hrozno

3 Heirloom paradajky pozdĺžne rozpolené, zbavené jadrovníkov a nakrájané na tenké plátky

1/4 cesnaku, ošúpaný, pozdĺžne rozpolený a nakrájaný na tenké plátky

1 veľká cuketa, pozdĺžne rozpolená, nakrájaná na tenké plátky a blanšírovaná

korenie

šálka extra panenského olivového oleja

2 streky bieleho octu

Hrubá soľ a čierne korenie

Príprava

Zmiešajte všetky ingrediencie omáčky.

Dochutíme ostatnými surovinami a dobre premiešame.

Šalát z červenej kapusty, cherry paradajky a cibuľa

Ingrediencie:

1/2 strednej červenej kapusty nakrájanej na tenké plátky

5 stredne veľkých lúpaných paradajok, pozdĺžne rozpolených, zbavených semienok a nakrájaných na tenké plátky

1/4 cesnaku, ošúpaný, pozdĺžne rozpolený a nakrájaný na tenké plátky

1 veľká uhorka, pozdĺžne rozpolená a nakrájaná na tenké plátky

korenie

šálka extra panenského olivového oleja

2 polievkové lyžice. jablčného octu

Hrubá soľ a čierne korenie

Príprava

Zmiešajte všetky ingrediencie omáčky.

Dochutíme ostatnými surovinami a dobre premiešame.

Višňovo-uhorkový šalát s napa kapustou

Ingrediencie:

1/2 strednej kapusty Napa, nakrájanej na tenké plátky

5 stredne veľkých lúpaných paradajok, pozdĺžne rozpolených, zbavených semienok a nakrájaných na tenké plátky

1/4 cesnaku, ošúpaný, pozdĺžne rozpolený a nakrájaný na tenké plátky

1 veľká uhorka, pozdĺžne rozpolená a nakrájaná na tenké plátky

korenie

šálka extra panenského olivového oleja

2 polievkové lyžice. jablčného octu

Hrubá soľ a čierne korenie

Príprava

Zmiešajte všetky ingrediencie omáčky.

Dochutíme ostatnými surovinami a dobre premiešame.

Červená kapusta a strapcový šalát

Ingrediencie:

1/2 strednej červenej kapusty nakrájanej na tenké plátky

1/2 strednej kapusty Napa, nakrájanej na tenké plátky

1/4 cesnaku, ošúpaný, pozdĺžne rozpolený a nakrájaný na tenké plátky

1 veľká cuketa, pozdĺžne rozpolená, nakrájaná na tenké plátky a blanšírovaná

korenie

šálka extra panenského olivového oleja

2 streky bieleho octu

Hrubá soľ a čierne korenie

Príprava

Zmiešajte všetky ingrediencie omáčky.

Dochutíme ostatnými surovinami a dobre premiešame.

Šalát z čierneho a červeného hrozna

Ingrediencie:

12 ks. čierne hrozno

10 sa vráti. Červené hrozno

1/4 cesnaku, ošúpaný, pozdĺžne rozpolený a nakrájaný na tenké plátky

1 veľká uhorka, pozdĺžne rozpolená a nakrájaná na tenké plátky

korenie

šálka extra panenského olivového oleja

2 streky bieleho octu

Hrubá soľ a čierne korenie

Príprava

Zmiešajte všetky ingrediencie omáčky.

Dochutíme ostatnými surovinami a dobre premiešame.

Šalát z manga, broskyne a uhorky

Ingrediencie:
1 šálka manga nakrájaného na kocky
1 šálka na kocky nakrájaných broskýň
1/4 cesnaku, ošúpaný, pozdĺžne rozpolený a nakrájaný na tenké plátky
1 veľká uhorka, pozdĺžne rozpolená a nakrájaná na tenké plátky

korenie
šálka extra panenského olivového oleja
2 streky bieleho octu
Hrubá soľ a čierne korenie

Príprava
Zmiešajte všetky ingrediencie omáčky.

Dochutíme ostatnými surovinami a dobre premiešame.

Enoki hubový šalát so žeruchou a cuketou

Ingrediencie:

1 zväzok žeruchy, opláchnutý a scedený

15 húb Enoki na tenké plátky

1/4 cesnaku, ošúpaný, pozdĺžne rozpolený a nakrájaný na tenké plátky

1 veľká cuketa, pozdĺžne rozpolená, nakrájaná na tenké plátky a blanšírovaná

korenie

šálka extra panenského olivového oleja

2 streky bieleho octu

Hrubá soľ a čierne korenie

Príprava

Zmiešajte všetky ingrediencie omáčky.

Dochutíme ostatnými surovinami a dobre premiešame.

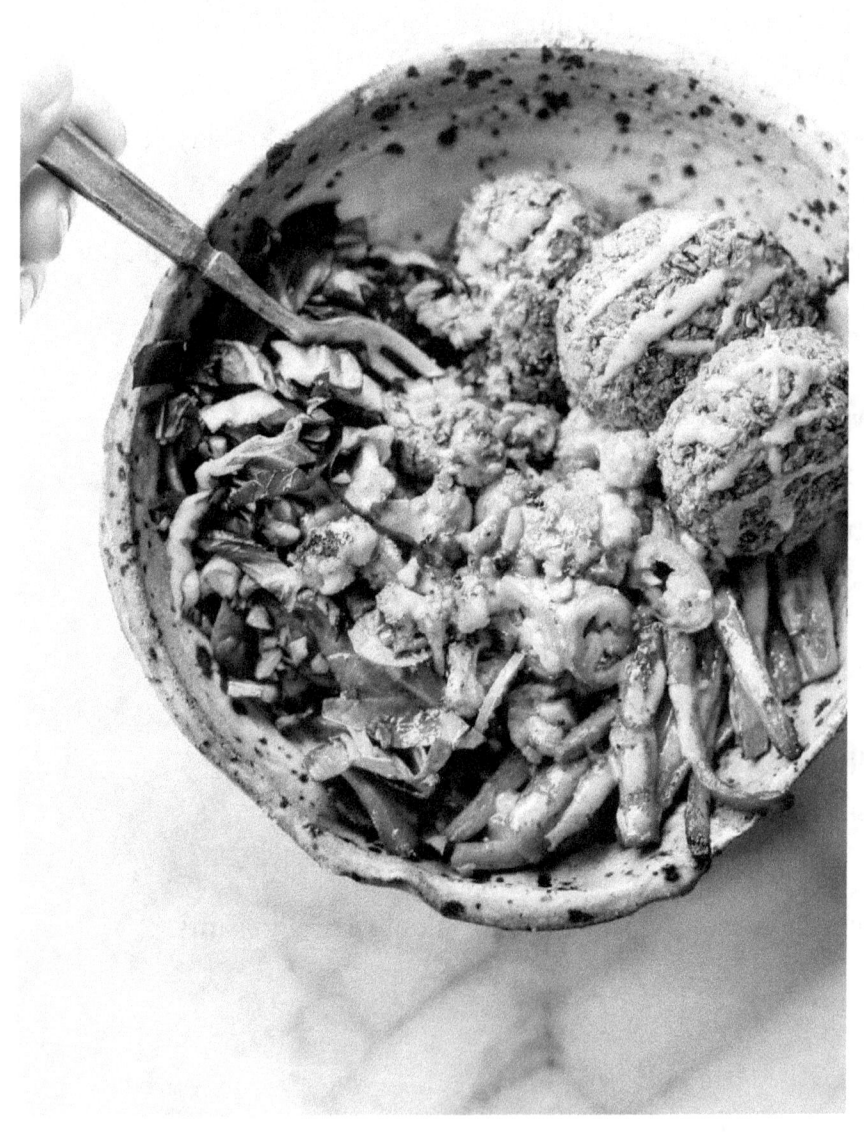

Špenátovo-uhorkový šalát

Ingrediencie:

1 zväzok kelu, opláchnutý a scedený

1 zväzok špenátu, opláchnutý a scedený

1/4 cesnaku, ošúpaný, pozdĺžne rozpolený a nakrájaný na tenké plátky

1 veľká uhorka, pozdĺžne rozpolená a nakrájaná na tenké plátky

korenie

šálka extra panenského olivového oleja

2 polievkové lyžice. jablčného octu

Hrubá soľ a čierne korenie

Príprava

Zmiešajte všetky ingrediencie omáčky.

Dochutíme ostatnými surovinami a dobre premiešame.

Kapustový a cuketový šalát Zu

Ingrediencie:

1 zväzok kelu, opláchnutý a scedený

5 stredne veľkých lúpaných paradajok, pozdĺžne rozpolených, zbavených semienok a nakrájaných na tenké plátky

1/4 cesnaku, ošúpaný, pozdĺžne rozpolený a nakrájaný na tenké plátky

1 veľká cuketa, pozdĺžne rozpolená, nakrájaná na tenké plátky a blanšírovaná

korenie

šálka extra panenského olivového oleja

2 streky bieleho octu

Hrubá soľ a čierne korenie

Príprava

Zmiešajte všetky ingrediencie omáčky.

Dochutíme ostatnými surovinami a dobre premiešame.

Špenát, cherry paradajky a uhorkový šalát

Ingrediencie:

1 zväzok špenátu, opláchnutý a scedený

5 stredne veľkých lúpaných paradajok, pozdĺžne rozpolených, zbavených semienok a nakrájaných na tenké plátky

1/4 cesnaku, ošúpaný, pozdĺžne rozpolený a nakrájaný na tenké plátky

1 veľká uhorka, pozdĺžne rozpolená a nakrájaná na tenké plátky

korenie

šálka extra panenského olivového oleja

2 polievkové lyžice. jablčného octu

Hrubá soľ a čierne korenie

Príprava

Zmiešajte všetky ingrediencie omáčky.

Dochutíme ostatnými surovinami a dobre premiešame.

Žeruchový a uhorkový tomatillo šalát

Ingrediencie:

1 zväzok žeruchy, opláchnutý a scedený

10 tomatillos, pozdĺžne rozpolených, zbavených jadier a nakrájaných na tenké plátky

1/4 cesnaku, ošúpaný, pozdĺžne rozpolený a nakrájaný na tenké plátky

1 veľká uhorka, pozdĺžne rozpolená a nakrájaná na tenké plátky

korenie

šálka extra panenského olivového oleja

2 streky bieleho octu

Hrubá soľ a čierne korenie

Príprava

Zmiešajte všetky ingrediencie omáčky.

Dochutíme ostatnými surovinami a dobre premiešame.

Tradičný paradajkový šalát s mangom a uhorkou

Ingrediencie:

1 šálka manga nakrájaného na kocky

3 Heirloom paradajky pozdĺžne rozpolené, zbavené jadrovníkov a nakrájané na tenké plátky

1/4 cesnaku, ošúpaný, pozdĺžne rozpolený a nakrájaný na tenké plátky

1 veľká uhorka, pozdĺžne rozpolená a nakrájaná na tenké plátky

korenie

šálka extra panenského olivového oleja

2 streky bieleho octu

Hrubá soľ a čierne korenie

Príprava

Zmiešajte všetky ingrediencie omáčky.

Dochutíme ostatnými surovinami a dobre premiešame.

Broskyňový a paradajkový šalát

Ingrediencie:

1 šálka na kocky nakrájaných broskýň

5 stredných paradajok, pozdĺžne rozpolených, zbavených jadier a nakrájaných na tenké plátky

1/4 cesnaku, ošúpaný, pozdĺžne rozpolený a nakrájaný na tenké plátky

1 veľká uhorka, pozdĺžne rozpolená a nakrájaná na tenké plátky

korenie

šálka extra panenského olivového oleja

2 polievkové lyžice. jablčného octu

Hrubá soľ a čierne korenie

Príprava

Zmiešajte všetky ingrediencie omáčky.

Dochutíme ostatnými surovinami a dobre premiešame.

Šalát z čierneho hrozna a paradajky datterini

Ingrediencie:

12 ks. čierne hrozno

5 stredne veľkých lúpaných paradajok, pozdĺžne rozpolených, zbavených semienok a nakrájaných na tenké plátky

1/4 cesnaku, ošúpaný, pozdĺžne rozpolený a nakrájaný na tenké plátky

1 veľká uhorka, pozdĺžne rozpolená a nakrájaná na tenké plátky

korenie

šálka extra panenského olivového oleja

2 streky bieleho octu

Hrubá soľ a čierne korenie

Príprava

Zmiešajte všetky ingrediencie omáčky.

Dochutíme ostatnými surovinami a dobre premiešame.

Šalát z červeného hrozna a cukety

Ingrediencie:

10 sa vráti. Červené hrozno

5 stredne veľkých lúpaných paradajok, pozdĺžne rozpolených, zbavených semienok a nakrájaných na tenké plátky

1/4 cesnaku, ošúpaný, pozdĺžne rozpolený a nakrájaný na tenké plátky

1 veľká cuketa, pozdĺžne rozpolená, nakrájaná na tenké plátky a blanšírovaná

korenie

šálka extra panenského olivového oleja

2 streky bieleho octu

Hrubá soľ a čierne korenie

Príprava

Zmiešajte všetky ingrediencie omáčky.

Dochutíme ostatnými surovinami a dobre premiešame.

Červená kapusta a paradajkový šalát

Ingrediencie:

1/2 strednej červenej kapusty nakrájanej na tenké plátky

10 tomatillos, pozdĺžne rozpolených, zbavených jadier a nakrájaných na tenké plátky

1/4 cesnaku, ošúpaný, pozdĺžne rozpolený a nakrájaný na tenké plátky

1 veľká uhorka, pozdĺžne rozpolená a nakrájaná na tenké plátky

korenie

šálka extra panenského olivového oleja

2 streky bieleho octu

Hrubá soľ a čierne korenie

Príprava

Zmiešajte všetky ingrediencie omáčky.

Dochutíme ostatnými surovinami a dobre premiešame.

Napa kapusta Enoki hubový uhorkový šalát

Ingrediencie:

1/2 strednej kapusty Napa, nakrájanej na tenké plátky

15 húb Enoki na tenké plátky

1/4 cesnaku, ošúpaný, pozdĺžne rozpolený a nakrájaný na tenké plátky

1 veľká uhorka, pozdĺžne rozpolená a nakrájaná na tenké plátky

korenie

šálka extra panenského olivového oleja

2 polievkové lyžice. jablčného octu

Hrubá soľ a čierne korenie

Príprava

Zmiešajte všetky ingrediencie omáčky.

Dochutíme ostatnými surovinami a dobre premiešame.

Šalát s ananásom, paradajkami a uhorkou

Ingrediencie:

1 šálka konzervovaného ananásu

5 stredne veľkých lúpaných paradajok, pozdĺžne rozpolených, zbavených semienok a nakrájaných na tenké plátky

1/4 cesnaku, ošúpaný, pozdĺžne rozpolený a nakrájaný na tenké plátky

1 veľká uhorka, pozdĺžne rozpolená a nakrájaná na tenké plátky

korenie

šálka extra panenského olivového oleja

2 streky bieleho octu

Hrubá soľ a čierne korenie

Príprava

Zmiešajte všetky ingrediencie omáčky.

Dochutíme ostatnými surovinami a dobre premiešame.

Šalát z jablk, sliviek, paradajok a uhoriek

Ingrediencie:

1 šálka jablk Fuji nakrájaných na kocky

5 stredne veľkých lúpaných paradajok, pozdĺžne rozpolených, zbavených semienok a nakrájaných na tenké plátky

1/4 cesnaku, ošúpaný, pozdĺžne rozpolený a nakrájaný na tenké plátky

1 veľká uhorka, pozdĺžne rozpolená a nakrájaná na tenké plátky

korenie

šálka extra panenského olivového oleja

2 streky bieleho octu

Hrubá soľ a čierne korenie

Príprava

Zmiešajte všetky ingrediencie omáčky.

Dochutíme ostatnými surovinami a dobre premiešame.

Cherry paradajkovo-cibuľový šalát

Ingrediencie:

1/4 šálky čerešní

3 Heirloom paradajky pozdĺžne rozpolené, zbavené jadrovníkov a nakrájané na tenké plátky

1/4 cesnaku, ošúpaný, pozdĺžne rozpolený a nakrájaný na tenké plátky

1 veľká cuketa, pozdĺžne rozpolená, nakrájaná na tenké plátky a blanšírovaná

korenie

šálka extra panenského olivového oleja

2 streky bieleho octu

Hrubá soľ a čierne korenie

Príprava

Zmiešajte všetky ingrediencie omáčky.

Dochutíme ostatnými surovinami a dobre premiešame.

Šalát z uhoriek a paradajok

Ingrediencie:

1/2 šálky kyslých uhoriek

5 stredných paradajok, pozdĺžne rozpolených, zbavených jadier a nakrájaných na tenké plátky

1/4 cesnaku, ošúpaný, pozdĺžne rozpolený a nakrájaný na tenké plátky

1 veľká uhorka, pozdĺžne rozpolená a nakrájaná na tenké plátky

korenie

šálka extra panenského olivového oleja

2 streky bieleho octu

Hrubá soľ a čierne korenie

Príprava

Zmiešajte všetky ingrediencie omáčky.

Dochutíme ostatnými surovinami a dobre premiešame.

Paradajkový a kukuričný šalát

Ingrediencie:

10 tomatillos, pozdĺžne rozpolených, zbavených jadier a nakrájaných na tenké plátky

1/2 šálky konzervovanej kukurice

1 veľká uhorka, pozdĺžne rozpolená a nakrájaná na tenké plátky

korenie

šálka extra panenského olivového oleja

2 polievkové lyžice. jablčného octu

Hrubá soľ a čierne korenie

Príprava

Zmiešajte všetky ingrediencie omáčky.

Dochutíme ostatnými surovinami a dobre premiešame.

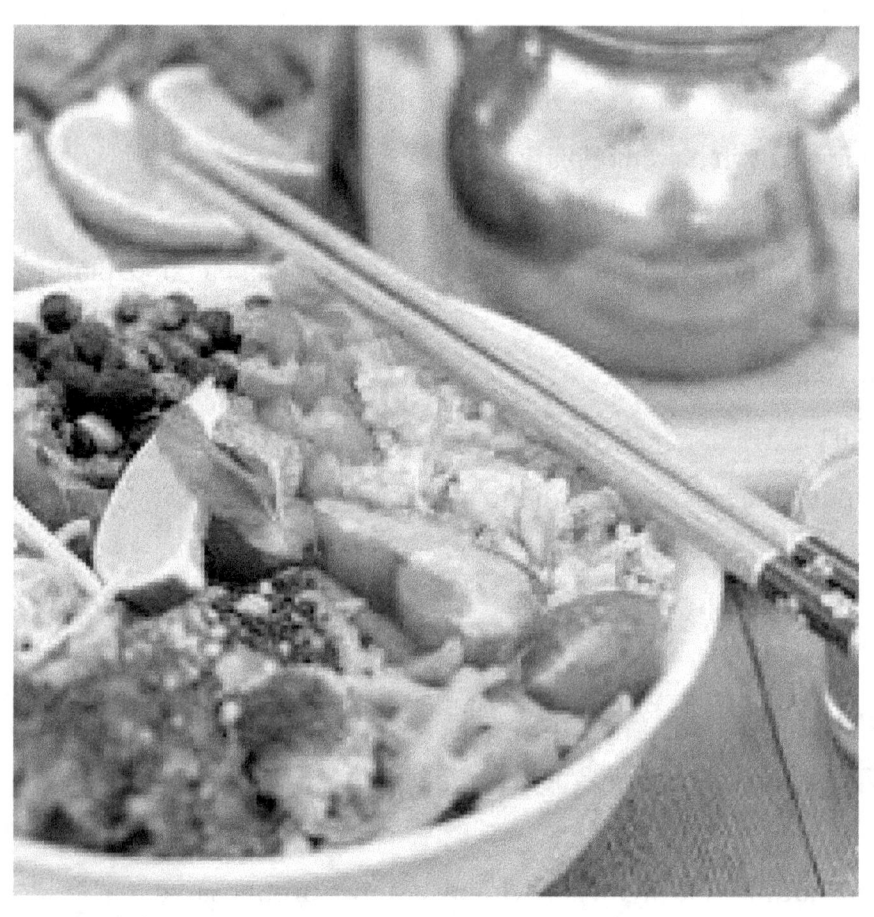

Červená kapusta, artičok a uhorkový šalát

Ingrediencie:

1/2 strednej červenej kapusty nakrájanej na tenké plátky

1 šálka konzervovaných artičokov

1/2 strednej kapusty Napa, nakrájanej na tenké plátky

1 veľká uhorka, pozdĺžne rozpolená a nakrájaná na tenké plátky

korenie

šálka extra panenského olivového oleja

2 streky bieleho octu

Hrubá soľ a čierne korenie

Príprava

Zmiešajte všetky ingrediencie omáčky.

Dochutíme ostatnými surovinami a dobre premiešame.

Červená kapusta Kukurično-artičokový šalát

Ingrediencie:

1/2 šálky konzervovanej kukurice

1/2 strednej červenej kapusty nakrájanej na tenké plátky

1 šálka konzervovaných artičokov

1 veľká uhorka, pozdĺžne rozpolená a nakrájaná na tenké plátky

korenie

šálka extra panenského olivového oleja

2 streky bieleho octu

Hrubá soľ a čierne korenie

Príprava

Zmiešajte všetky ingrediencie omáčky.

Dochutíme ostatnými surovinami a dobre premiešame.

Šalát z hroznových uhoriek a kukurice

Ingrediencie:

1/2 šálky kyslých uhoriek

10 sa vráti. Červené hrozno

1/2 šálky konzervovanej kukurice

korenie

šálka extra panenského olivového oleja

2 streky bieleho octu

Hrubá soľ a čierne korenie

Príprava

Zmiešajte všetky ingrediencie omáčky.

Dochutíme ostatnými surovinami a dobre premiešame.

Broskyňový, čerešňový a čierny ríbezľový šalát

Ingrediencie:

1 šálka na kocky nakrájaných broskýň

1/4 šálky čerešní

12 ks. čierne hrozno

1/4 cesnaku, ošúpaný, pozdĺžne rozpolený a nakrájaný na tenké plátky

1 veľká uhorka, pozdĺžne rozpolená a nakrájaná na tenké plátky

korenie

šálka extra panenského olivového oleja

2 polievkové lyžice. jablčného octu

Hrubá soľ a čierne korenie

Príprava

Zmiešajte všetky ingrediencie omáčky.

Dochutíme ostatnými surovinami a dobre premiešame.

Ananás mango a jablkový šalát

Ingrediencie:
1 šálka konzervovaného ananásu
1 šálka manga nakrájaného na kocky
1 šálka jabĺk Fuji nakrájaných na kocky
1 veľká cuketa, pozdĺžne rozpolená, nakrájaná na tenké plátky a blanšírovaná

korenie
šálka extra panenského olivového oleja
2 streky bieleho octu
Hrubá soľ a čierne korenie

Príprava
Zmiešajte všetky ingrediencie omáčky.

Dochutíme ostatnými surovinami a dobre premiešame.

Šalát z kapusty a žeruchy

Ingrediencie:

1 zväzok kelu, opláchnutý a scedený

1 zväzok špenátu, opláchnutý a scedený

1 zväzok žeruchy, opláchnutý a scedený

korenie

šálka extra panenského olivového oleja

2 streky bieleho octu

Hrubá soľ a čierne korenie

Príprava

Zmiešajte všetky ingrediencie omáčky.

Dochutíme ostatnými surovinami a dobre premiešame.

Žerucha ananásovo-mangový šalát

Ingrediencie:

1 zväzok žeruchy, opláchnutý a scedený

1 šálka konzervovaného ananásu

1 šálka manga nakrájaného na kocky

korenie

šálka extra panenského olivového oleja

2 polievkové lyžice. jablčného octu

Hrubá soľ a čierne korenie

Príprava

Zmiešajte všetky ingrediencie omáčky.

Dochutíme ostatnými surovinami a dobre premiešame.

Paradajkovo-jablkový a broskyňový šalát

Ingrediencie:

5 stredných paradajok, pozdĺžne rozpolených, zbavených jadier a nakrájaných na tenké plátky

1 šálka jabĺk Fuji nakrájaných na kocky

1 šálka na kocky nakrájaných broskýň

1/4 šálky čerešní

korenie

šálka extra panenského olivového oleja

2 streky bieleho octu

Hrubá soľ a čierne korenie

Príprava

Zmiešajte všetky ingrediencie omáčky.

Dochutíme ostatnými surovinami a dobre premiešame.

Šalát z huby Enoki s kukuricou a červenou kapustou

Ingrediencie:

15 húb Enoki na tenké plátky

1/2 šálky konzervovanej kukurice

1/2 strednej červenej kapusty nakrájanej na tenké plátky

1 šálka konzervovaných artičokov

korenie

šálka extra panenského olivového oleja

2 streky bieleho octu

Hrubá soľ a čierne korenie

Príprava

Zmiešajte všetky ingrediencie omáčky.

Dochutíme ostatnými surovinami a dobre premiešame.

Tomatillos a jablkový šalát

Ingrediencie:
10 tomatillos, pozdĺžne rozpolených, zbavených jadier a nakrájaných na tenké plátky
1 šálka jabĺk Fuji nakrájaných na kocky
1 šálka na kocky nakrájaných broskýň

korenie
šálka extra panenského olivového oleja
2 polievkové lyžice. jablčného octu
Hrubá soľ a čierne korenie

Príprava
Zmiešajte všetky ingrediencie omáčky.

Dochutíme ostatnými surovinami a dobre premiešame.

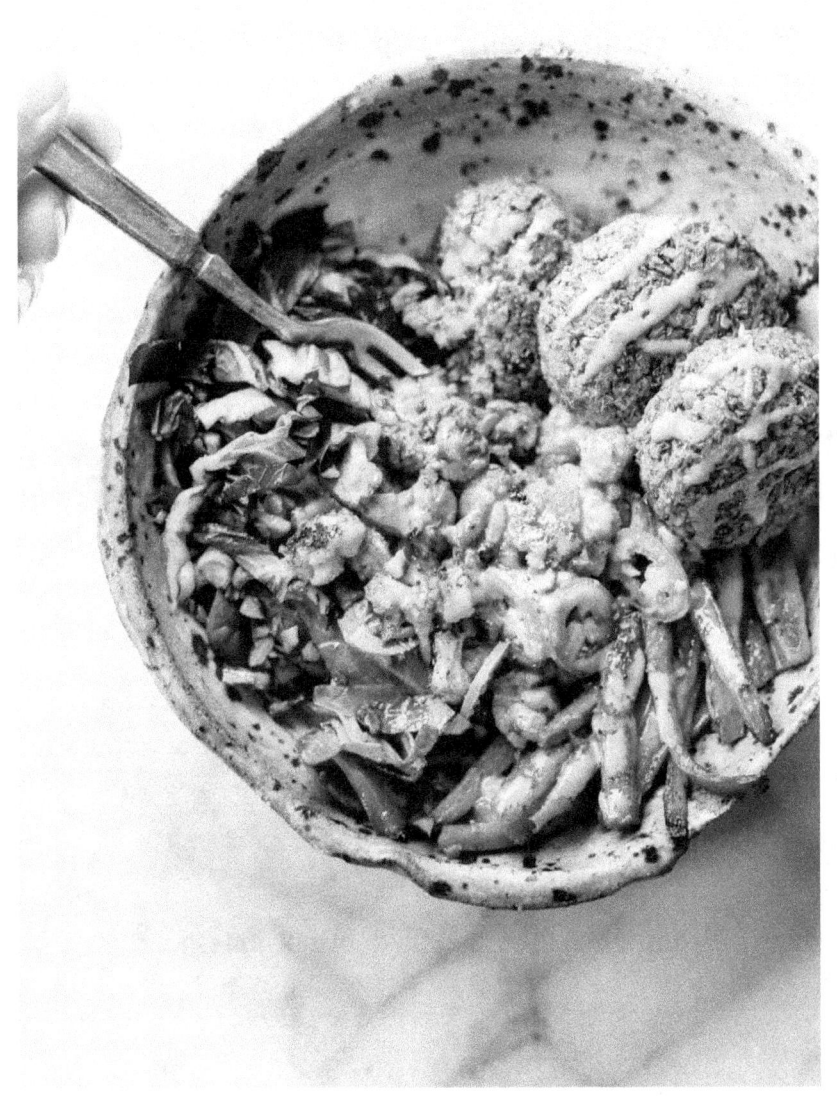

Šalát z marinovaných paradajok a hrozna

Ingrediencie:

3 Heirloom paradajky pozdĺžne rozpolené, zbavené jadrovníkov a nakrájané na tenké plátky

1/2 šálky kyslých uhoriek

10 sa vráti. Červené hrozno

1/2 šálky konzervovanej kukurice

korenie

šálka extra panenského olivového oleja

2 streky bieleho octu

Hrubá soľ a čierne korenie

Príprava

Zmiešajte všetky ingrediencie omáčky.

Dochutíme ostatnými surovinami a dobre premiešame.

Červená kapusta, artičok a uhorkový šalát

Ingrediencie:

1/2 strednej červenej kapusty nakrájanej na tenké plátky

1 šálka konzervovaných artičokov

1 veľká uhorka, pozdĺžne rozpolená a nakrájaná na tenké plátky

korenie

šálka extra panenského olivového oleja

2 streky bieleho octu

Hrubá soľ a čierne korenie

Príprava

Zmiešajte všetky ingrediencie omáčky.

Dochutíme ostatnými surovinami a dobre premiešame.

Ananásovo-mangovo-jablkovo-uhorkový šalát

Ingrediencie:

1 šálka konzervovaného ananásu

1 šálka manga nakrájaného na kocky

1 šálka jabĺk Fuji nakrájaných na kocky

1 veľká uhorka, pozdĺžne rozpolená a nakrájaná na tenké plátky

korenie

šálka extra panenského olivového oleja

2 streky bieleho octu

Hrubá soľ a čierne korenie

Príprava

Zmiešajte všetky ingrediencie omáčky.

Dochutíme ostatnými surovinami a dobre premiešame.

Artičok napa Kapustovo-uhorkový šalát

Ingrediencie:

1 šálka konzervovaných artičokov

1/2 strednej kapusty Napa, nakrájanej na tenké plátky

1 veľká uhorka, pozdĺžne rozpolená a nakrájaná na tenké plátky

korenie

šálka extra panenského olivového oleja

2 streky bieleho octu

Hrubá soľ a čierne korenie

Príprava

Zmiešajte všetky ingrediencie omáčky.

Dochutíme ostatnými surovinami a dobre premiešame.

Šalát Paradajky Kapusta a Mrkva

Ingrediencie:

3 Heirloom paradajky pozdĺžne rozpolené, zbavené jadrovníkov a nakrájané na tenké plátky

1/2 strednej kapusty Napa, nakrájanej na tenké plátky

5 baby mrkvy

korenie

šálka extra panenského olivového oleja

2 streky bieleho octu

Hrubá soľ a čierne korenie

Príprava

Zmiešajte všetky ingrediencie omáčky.

Dochutíme ostatnými surovinami a dobre premiešame.

Napa-mrkvovo-uhorkový šalát

Ingrediencie:

1/2 strednej kapusty Napa, nakrájanej na tenké plátky
5 baby mrkvy
1 veľká uhorka, pozdĺžne rozpolená a nakrájaná na tenké plátky

korenie

šálka extra panenského olivového oleja
2 polievkové lyžice. jablčného octu
Hrubá soľ a čierne korenie

Príprava

Zmiešajte všetky ingrediencie omáčky.

Dochutíme ostatnými surovinami a dobre premiešame.

Šalát z červenej kapusty, artičokov a listovej zeleniny

Ingrediencie:

1/2 strednej červenej kapusty nakrájanej na tenké plátky

1 šálka konzervovaných artičokov

1/2 strednej kapusty Napa, nakrájanej na tenké plátky

korenie

šálka extra panenského olivového oleja

2 streky bieleho octu

Hrubá soľ a čierne korenie

Príprava

Zmiešajte všetky ingrediencie omáčky.

Dochutíme ostatnými surovinami a dobre premiešame.

Tomatillos Špenátový šalát so žeruchou

Ingrediencie:

10 tomatillos, pozdĺžne rozpolených, zbavených jadier a nakrájaných na tenké plátky

1 zväzok špenátu, opláchnutý a scedený

1 zväzok žeruchy, opláchnutý a scedený

korenie

šálka extra panenského olivového oleja

2 streky bieleho octu

Hrubá soľ a čierne korenie

Príprava

Zmiešajte všetky ingrediencie omáčky.

Dochutíme ostatnými surovinami a dobre premiešame.

Kapustový, ananásový a uhorkový šalát

Ingrediencie:

1 zväzok kelu, opláchnutý a scedený

1 šálka konzervovaného ananásu

1 veľká uhorka, pozdĺžne rozpolená a nakrájaná na tenké plátky

korenie

šálka extra panenského olivového oleja

2 polievkové lyžice. jablčného octu

Hrubá soľ a čierne korenie

Príprava

Zmiešajte všetky ingrediencie omáčky.

Dochutíme ostatnými surovinami a dobre premiešame.

Kapustový, ananásový a broskyňový šalát

Ingrediencie:
1 zväzok kelu, opláchnutý a scedený
1 šálka konzervovaného ananásu
1 šálka na kocky nakrájaných broskýň

korenie
šálka extra panenského olivového oleja
2 streky bieleho octu
Hrubá soľ a čierne korenie

Príprava
Zmiešajte všetky ingrediencie omáčky.

Dochutíme ostatnými surovinami a dobre premiešame.

Mrkvovo-žeruchový šalát s napa kapustou

Ingrediencie:

1/2 strednej kapusty Napa, nakrájanej na tenké plátky

5 baby mrkvy

1 zväzok žeruchy, opláchnutý a scedený

korenie

šálka extra panenského olivového oleja

2 streky bieleho octu

Hrubá soľ a čierne korenie

Príprava

Zmiešajte všetky ingrediencie omáčky.

Dochutíme ostatnými surovinami a dobre premiešame.

Napa kapusta a šalát z húb Enoki

Ingrediencie:

15 húb Enoki, dobre opláchnutých a nakrájaných na tenké plátky
1/2 strednej kapusty Napa, nakrájanej na tenké plátky
5 baby mrkvy
1 zväzok žeruchy, opláchnutý a scedený

korenie

šálka extra panenského olivového oleja
2 streky bieleho octu
Hrubá soľ a čierne korenie

Príprava

Zmiešajte všetky ingrediencie omáčky.

Dochutíme ostatnými surovinami a dobre premiešame.

Napa Žeruchovo-mrkvový šalát

Ingrediencie:

1/2 strednej kapusty Napa, nakrájanej na tenké plátky

5 baby mrkvy

1 zväzok žeruchy, opláchnutý a scedený

1/4 cesnaku, ošúpaný, pozdĺžne rozpolený a nakrájaný na tenké plátky

1 veľká uhorka, pozdĺžne rozpolená a nakrájaná na tenké plátky

korenie

šálka extra panenského olivového oleja

2 streky bieleho octu

Hrubá soľ a čierne korenie

Príprava

Zmiešajte všetky ingrediencie omáčky.

Dochutíme ostatnými surovinami a dobre premiešame.

Napa artičokový šalát s kapustou a cibuľou

Ingrediencie:
1 šálka konzervovaných artičokov
1/2 strednej kapusty Napa, nakrájanej na tenké plátky
1/4 cesnaku, ošúpaný, pozdĺžne rozpolený a nakrájaný na tenké plátky
1 veľká cuketa, pozdĺžne rozpolená, nakrájaná na tenké plátky a blanšírovaná

korenie
šálka extra panenského olivového oleja
2 polievkové lyžice. jablčného octu
Hrubá soľ a čierne korenie

Príprava
Zmiešajte všetky ingrediencie omáčky.

Dochutíme ostatnými surovinami a dobre premiešame.

Artičok a kapustový šalát Napa

Ingrediencie:

5 stredne veľkých lúpaných paradajok, pozdĺžne rozpolených, zbavených semienok a nakrájaných na tenké plátky

1 šálka konzervovaných artičokov

1/2 strednej kapusty Napa, nakrájanej na tenké plátky

korenie

šálka extra panenského olivového oleja

2 streky bieleho octu

Hrubá soľ a čierne korenie

Príprava

Zmiešajte všetky ingrediencie omáčky.

Dochutíme ostatnými surovinami a dobre premiešame.

Hroznový a kukuričný šalát s kyslou uhorkou

Ingrediencie:

1/2 šálky kyslých uhoriek

10 sa vráti. Červené hrozno

1/2 šálky konzervovanej kukurice

1 veľká uhorka, pozdĺžne rozpolená a nakrájaná na tenké plátky

korenie

šálka extra panenského olivového oleja

2 streky bieleho octu

Hrubá soľ a čierne korenie

Príprava

Zmiešajte všetky ingrediencie omáčky.

Dochutíme ostatnými surovinami a dobre premiešame.

Cherry paradajky a špenátový šalát

Ingrediencie:
10 tomatillos, pozdĺžne rozpolených, zbavených jadier a nakrájaných na tenké plátky
1/4 šálky čerešní
1 zväzok špenátu, opláchnutý a scedený
12 ks. čierne hrozno

korenie
šálka extra panenského olivového oleja
2 polievkové lyžice. jablčného octu
Hrubá soľ a čierne korenie

Príprava
Zmiešajte všetky ingrediencie omáčky.

Dochutíme ostatnými surovinami a dobre premiešame.

Šalát z červenej kapusty a jablk

Ingrediencie:

1 šálka jablk Fuji nakrájaných na kocky

1/2 strednej červenej kapusty nakrájanej na tenké plátky

1/4 šálky čerešní

1/4 cesnaku, ošúpaný, pozdĺžne rozpolený a nakrájaný na tenké plátky

1 veľká uhorka, pozdĺžne rozpolená a nakrájaná na tenké plátky

korenie

šálka extra panenského olivového oleja

2 streky bieleho octu

Hrubá soľ a čierne korenie

Príprava

Zmiešajte všetky ingrediencie omáčky.

Dochutíme ostatnými surovinami a dobre premiešame.

Jablkový šalát a červená kapusta

Ingrediencie:

5 stredne veľkých lúpaných paradajok, pozdĺžne rozpolených, zbavených semienok a nakrájaných na tenké plátky

1 šálka jabĺk Fuji nakrájaných na kocky

1/2 strednej červenej kapusty nakrájanej na tenké plátky

1/4 šálky čerešní

korenie

šálka extra panenského olivového oleja

2 streky bieleho octu

Hrubá soľ a čierne korenie

Príprava

Zmiešajte všetky ingrediencie omáčky.

Dochutíme ostatnými surovinami a dobre premiešame.

Šalát s ananásom a mangom

Ingrediencie:

5 stredne veľkých lúpaných paradajok, pozdĺžne rozpolených, zbavených semienok a nakrájaných na tenké plátky

1 zväzok kelu, opláchnutý a scedený

1 šálka konzervovaného ananásu

1 šálka manga nakrájaného na kocky

korenie

šálka extra panenského olivového oleja

2 streky bieleho octu

Hrubá soľ a čierne korenie

Príprava

Zmiešajte všetky ingrediencie omáčky.

Dochutíme ostatnými surovinami a dobre premiešame.

Kapustový, ananásový, mangový a uhorkový šalát

Ingrediencie:

1 zväzok kelu, opláchnutý a scedený

1 šálka konzervovaného ananásu

1 šálka manga nakrájaného na kocky

1 veľká uhorka, pozdĺžne rozpolená a nakrájaná na tenké plátky

korenie

šálka extra panenského olivového oleja

2 streky bieleho octu

Hrubá soľ a čierne korenie

Príprava

Zmiešajte všetky ingrediencie omáčky.

Dochutíme ostatnými surovinami a dobre premiešame.

Tomatillo mango a jablkový šalát

Ingrediencie:

10 tomatillos, pozdĺžne rozpolených, zbavených jadier a nakrájaných na tenké plátky

1 šálka manga nakrájaného na kocky

1 šálka jabĺk Fuji nakrájaných na kocky

1/2 strednej červenej kapusty nakrájanej na tenké plátky

korenie

šálka extra panenského olivového oleja

2 polievkové lyžice. jablčného octu

Hrubá soľ a čierne korenie

Príprava

Zmiešajte všetky ingrediencie omáčky.

Dochutíme ostatnými surovinami a dobre premiešame.

Šalát a paradajky s balzamikovým dresingom

Ingrediencie:

1 hlava rímskeho šalátu, nakrájaná

4 celé zrelé paradajky nakrájané na 6 plátkov, potom každý plátok rozpolený

1 stredná celá uhorka, ošúpaná, pozdĺžne rozpolená a nakrájaná na veľké kocky

vegánsky syr na ozdobu

korenie

1/4 šálky balzamikového octu

2 lyžičky hnedého cukru

1 lyžička. cesnakový prášok

1/2 lyžičky soli

1/2 ČL čerstvo mletého čierneho korenia

3/4 šálky olivového oleja

Príprava

Všetky koreniace prísady zmiešame v kuchynskom robote.

Dochutíme ostatnými surovinami a dobre premiešame.

Medový šalát z brokolice a cibule

Ingrediencie:

1 ružičky a stonky brokolice, blanšírované a nakrájané na kúsky.
1/2 šálky mletého cesnaku
1/2 šálky hrozienok, voliteľné
8 oz vegánskeho syra, nakrájaného na veľmi malé kúsky
1 šálka majonézy bez vajec
2 polievkové lyžice červeného vínneho octu
1/4 šálky medu
1/2 šálky cherry paradajok, na polovicu
soľ
Čerstvé mleté čierne korenie

Príprava

Všetky ingrediencie zmiešame a dobre premiešame.

Rímsky šalát s balzamikovým dresingom

Ingrediencie:

3 dl nakrájanej rímskej rasce

korenie

½ lyžičky cesnakový prášok

1 ČL dijonskej horčice

1 lyžica balzamikového octu

Malá kvapka sójovej omáčky

Soľ a čerstvo mleté čierne korenie

3 polievkové lyžice olivového oleja

Príprava

Všetky koreniace prísady zmiešame v kuchynskom robote.

Dochutíme ostatnými surovinami a dobre premiešame.

V prípade potreby pridajte viac soli

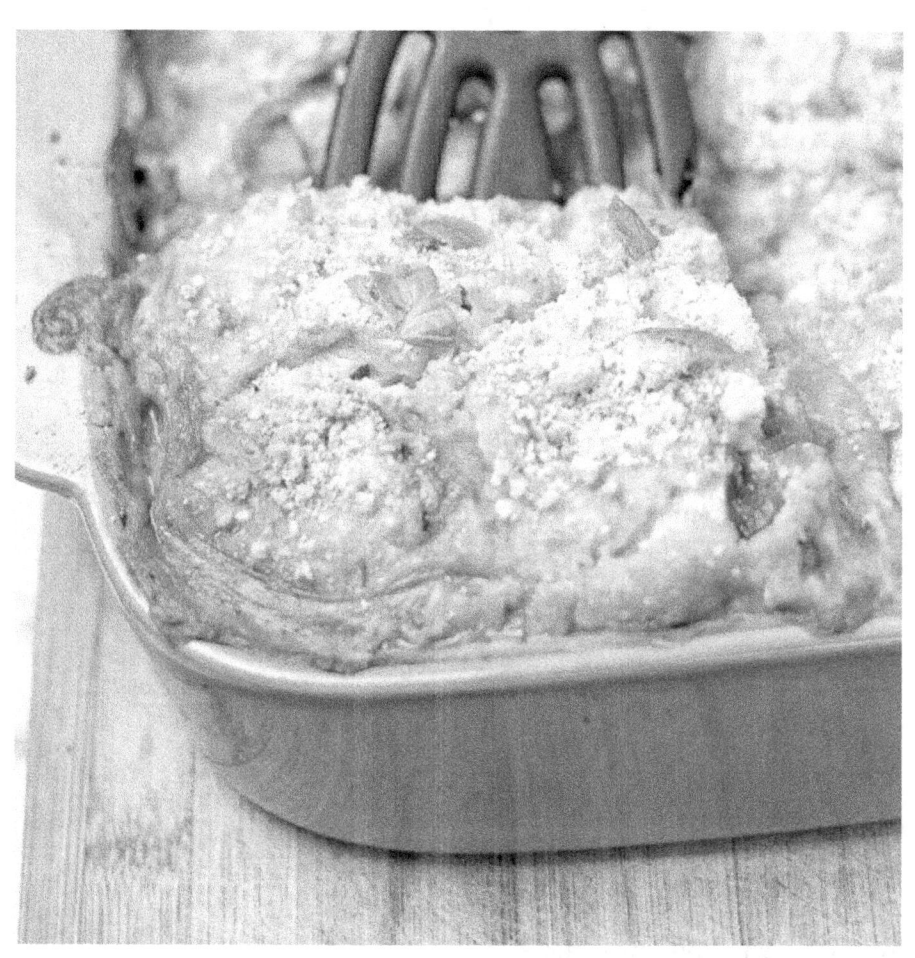

Základný guacamole šalát

Ingrediencie:

1 pint cherry paradajok, rozpolených
1 zelenú papriku, ošúpanú a nakrájanú na 1/2-palcové kocky
1 plechovka (15 oz.) fazule cannellini, opláchnutá a odkvapkaná
1/2 šálky malej červenej cibule nakrájanej na kocky
2 lyžice nasekanej papričky jalapeňos bez semien (2 papriky)
1/2 lyžičky čerstvo nastrúhanej citrónovej kôry
2 zrelé avokáda, odkôstkované, olúpané a nakrájané na 1/2-palcové kocky

korenie

1/4 šálky čerstvo vylisovanej citrónovej šťavy
1/4 dl dobrého olivového oleja
1 lyžička kosher soli
1/2 ČL čerstvo mletého čierneho korenia
lyžička. cesnakový prášok
1/4 lyžičky mletého kajenského korenia

Príprava

Zmiešajte všetky ingrediencie omáčky.
 Dochutíme ostatnými surovinami a dobre premiešame.

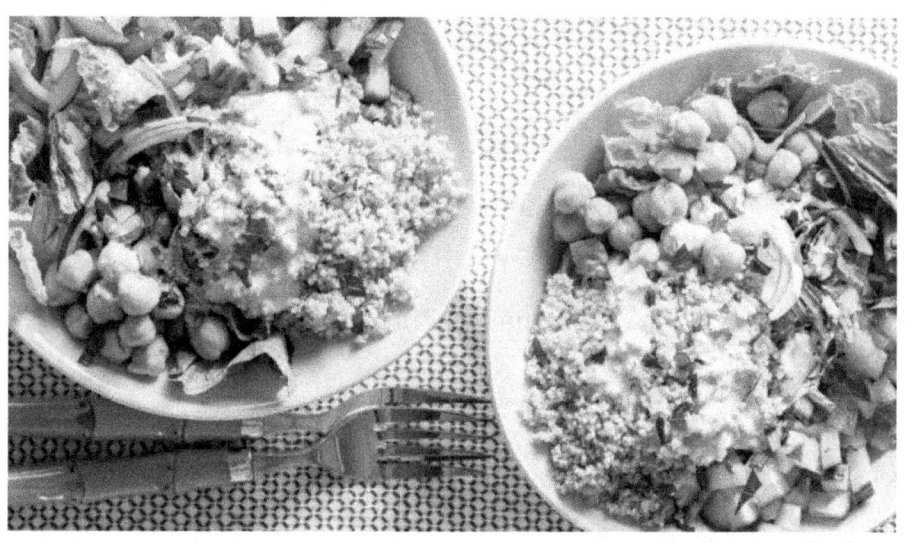

Šalát z cherry paradajok a uhorky

Ingrediencie:

5 stredne veľkých cherry paradajok, pozdĺžne rozpolených, zbavených semienok a nakrájaných na tenké plátky
1/4 červenej cibule, ošúpanej, pozdĺžne rozpolenej a nakrájanej na tenké plátky
1 uhorka, pozdĺžne rozpolená a nakrájaná na tenké plátky

korenie
Veľkorysá kvapka sezamového oleja, asi 2 polievkové lyžice
2 kvapky ryžového octu
Hrubá soľ a čierne korenie

Príprava
Zmiešajte všetky ingrediencie omáčky.

Dochutíme ostatnými surovinami a dobre premiešame.

Brokolicový šalát z cherry paradajok

Ingrediencie:
1 hlavička a stonky brokolice, blanšírované a nakrájané na kúsky.

1/2 šálky mletého cesnaku

1/2 šálky hrozienok, voliteľné

8 oz plátky vegánskeho syra nakrájané na tenké prúžky

1/2 šálky rozpolených cherry paradajok

korenie
1 šálka majonézy

2 polievkové lyžice bieleho octu

1/4 šálky cukru

Soľ a čerstvo mleté čierne korenie

Príprava
Zmiešajte všetky ingrediencie omáčky.

Dochutíme ostatnými surovinami a dobre premiešame.

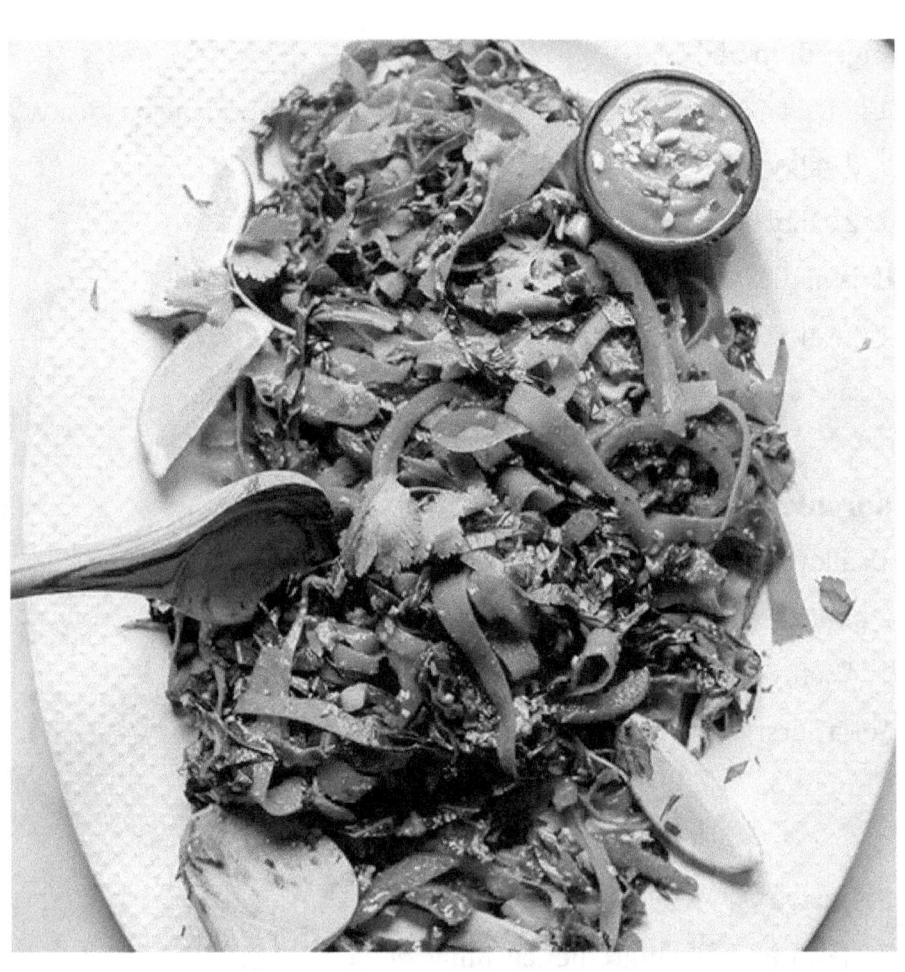

Šalát z červenej papriky a čiernej fazule

Ingrediencie:

1 plechovka, 14 oz, čierna fazuľa, opláchnutá a odkvapkaná
2 šálky mrazených kukuričných zŕn, rozmrazených
1 malá červená paprika, ošúpaná a nasekaná
½ červenej cibule, nakrájanej
1 ½ ČL mletého kmínu, do polovice dlane
2 ČL horúcej omáčky, stačí sledovať množstvo (odporúčané: Tabasco)
1 limetka, vyžmýkaná
2 lyžice rastlinného alebo olivového oleja, očné buľvy
Soľ a korenie

Príprava

Všetky ingrediencie zmiešame a dobre premiešame.

Fazuľa a kukuričný šalát

Ingrediencie:

2 plechovky červenej fazule, scedené, asi 30 oz

1 (15 oz.) konzerva kukurice, scedená

2 na kocky nakrájané rómske paradajky

1/4 šálky nasekanej zelenej papriky

1/4 šálky červenej cibule nakrájanej na kocky

1/4 šálky nakrájanej cibule

1/4 šálky na kocky nakrájaného ananásu

1 lyžica nasekaných listov koriandra

1 jalapeno, olúpané a nakrájané

4 lyžice bieleho octu

Citrónová šťava

3 polievkové lyžice medu

1 polievková lyžica soli

1 ČL čierneho korenia

Štipka mletého kmínu

Príprava

Zmiešajte všetky ingrediencie omáčky.

Všetky ingrediencie zmiešame a dobre premiešame.

Kukuričný šalát

Ingrediencie:
5 uší, ošúpané
1/2 šálky čerstvých lístkov bazalky
1/2 šálky červenej cibule nakrájanej na kocky (1 malá cibuľa)

korenie
3 lyžice červeného vínneho octu
3 polievkové lyžice extra panenského olivového oleja
1/2 lyžičky kosher soli
1/2 ČL čerstvo mletého čierneho korenia

Príprava
Varte vodu ochutenú soľou len toľko, aby pokrývala kukuricu.
Varte kukuricu 3 minúty. alebo kým nestratí škrob.
Scedíme a ponoríme do ľadovej vody.
Fazuľu nakrájame zo šišky.
Dochutíme ostatnými surovinami a dobre premiešame.

Minimalistické pečené paradajky

Ingrediencie:
30 zrelých paradajok, priečne rozpolených.
šálka extra panenského olivového oleja
3 polievkové lyžice. Taliansky dresing
2 polievkové lyžice. Morská soľ
pohár hnedého cukru

Príprava
Predhrejte rúru na 170 stupňov F.

Vložte paradajky do panvice reznou stranou nahor.

Ochutíme 2/3 šálky extra panenského olivového oleja, cukrom, talianskym korením a soľou.

Implementácia
Pečieme 10 hodín.

Tesne pred podávaním navrch pokvapkajte zvyškom olivového oleja.

Poznámka:
Urobte to cez noc.

Pečené paradajky môžete použiť na ochutenie takmer akéhokoľvek šalátu.

Pomarančový a zázvorový šalát

Ingrediencie:

1 polievková lyžica. zázvor, nasekaný

Šťava z 2 pomarančov

2 lyžičky medu

½ šálky jahôd

½ šálky čučoriedok

2 veľké ázijské hrušky, olúpané a nakrájané na kocky

Príprava

Zmiešajte zázvor a med s pomarančovou šťavou.

Do tejto zmesi primiešame ovocie.

Dajte na 2 hodiny do chladničky.

Minimalistický broskyňovo-mangový šalát

Ingrediencie:
1 polievková lyžica. zázvor, nasekaný
Šťava z 2 pomarančov
2 ČL javorového sirupu
½ šálky broskýň zbavených kôstok a nakrájaných na plátky
2 veľké mango, olúpané a nakrájané na kocky

Príprava
Do pomarančovej šťavy vmiešame zázvor a javorový sirup.

Do tejto zmesi primiešame ovocie.

Dajte na 2 hodiny do chladničky.

Šalát z grilovanej cukety

Ingrediencie:

30 uncí cukety (celkom asi 12 uncí), nakrájaných pozdĺžne na obdĺžniky s hrúbkou 1/2 palca

šálka extra panenského olivového oleja

korenie

2 polievkové lyžice. extra panenský olivový olej

Morská soľ

3 polievkové lyžice. destilované biele víno

1 polievková lyžica. talianske korenie

Príprava

Gril rozohrejeme na stredne vysokú.

Cuketu potrieme hrnčekom olivového oleja.

Implementácia

Navrch posypte soľou a korením a grilujte 4 minúty. na stránku.

Otočte iba raz, aby na cukete zostali grilovacie stopy.

Zmiešajte všetky ingrediencie omáčky.

Posypeme cuketou.

Grilovaný baklažán v šaláte z makadamového oleja

Ingrediencie:

30 uncí baklažánu (celkom asi 12 uncí), nakrájaného pozdĺžne na obdĺžniky s hrúbkou 1/2 palca

šálka oleja z makadamových orechov

korenie

2 polievkové lyžice. olej z makadamiových orechov

Steaková omáčka, McCormick

3 polievkové lyžice. Suché sherry

1 polievková lyžica. Sušený tymián

Príprava

Gril rozohrejeme na stredne vysokú.

Zeleninu potrieme ¼ šálky oleja.

Implementácia

Navrch posypte soľou a korením a grilujte 4 minúty. na stránku.

Otočte iba raz, aby ste na zelenine získali stopy grilovania.

Zmiešajte všetky ingrediencie omáčky.

Posypte zeleninou.

Šalát z grilovanej cukety a baklažánu

Ingrediencie:

12 uncí baklažánu (celkom asi 12 uncí), nakrájaného pozdĺžne na obdĺžniky s hrúbkou 1/2 palca

1 ks. Cuketu pozdĺžne prekrojíme a rozpolíme

6 ks. Špargľa

4 veľké paradajky, nakrájané na hrubé plátky

5 ružičiek karfiolu

šálka extra panenského olivového oleja

Korenie

4 polievkové lyžice. olivový olej

Steaková omáčka, McCormick

2 polievkové lyžice. biely ocot

1 polievková lyžica. Sušený tymián

1/2 lyžičky. morská soľ

Príprava

Gril rozohrejeme na stredne vysokú.

Zeleninu potrieme ¼ šálky oleja.

Implementácia

Navrch posypte soľou a korením a grilujte 4 minúty. na stránku.

Otočte iba raz, aby ste na zelenine získali stopy grilovania.

Zmiešajte všetky ingrediencie omáčky.

Posypte zeleninou.

Grilovaný šalát z cukety a špargle

Ingrediencie:

šálka oleja z makadamových orechov

1 ks. Cuketu pozdĺžne prekrojíme a rozpolíme

6 ks. Špargľa

10 zväzkov karfiolu

5 ks. klíčiť

Korenie

6 polievkových lyžíc. olivový olej

3 kvapky horúcej omáčky Tabasco

Morská soľ podľa chuti

3 polievkové lyžice. biely ocot

1 lyžička. Bezvaječná majonéza

Príprava

Gril rozohrejeme na stredne vysokú.

Zeleninu potrieme ¼ šálky oleja.

Implementácia

Navrch posypte soľou a korením a grilujte 4 minúty. na stránku.

Otočte iba raz, aby ste na zelenine získali stopy grilovania.

Zmiešajte všetky ingrediencie omáčky.

Posypte zeleninou.

Paradajkovo-uhorkový šalát mojej dcéry

Ingrediencie:
5 stredne veľkých lúpaných paradajok, pozdĺžne rozpolených, zbavených semienok a nakrájaných na tenké plátky
1 uhorka Kirby, pozdĺžne rozpolená a nakrájaná na tenké plátky

Korenie
Veľkorysá kvapka extra panenského olivového oleja, asi 2 polievkové lyžice.
3 kvapky bieleho octu
Morská soľ podľa chuti

Príprava
Gril rozohrejeme na stredne vysokú.

Zeleninu potrieme ¼ šálky oleja.

Implementácia

Navrch posypte soľou a korením a grilujte 4 minúty. na stránku.

Otočte iba raz, aby ste na zelenine získali stopy grilovania.

Zmiešajte všetky ingrediencie omáčky.

Posypte zeleninou.

Grilovaný ružičkový kel a baklažánový šalát

Ingrediencie:

5 ružičiek karfiolu

5 ks. klíčiť

12 uncí baklažánu, nakrájaného pozdĺžne na 1/2-palcové hrubé obdĺžniky

4 veľké paradajky, nakrájané na hrubé plátky

5 ružičiek karfiolu

šálka oleja z makadamových orechov

Korenie

4 polievkové lyžice. olivový olej

Steaková omáčka, McCormick

2 polievkové lyžice. biely ocot

1 polievková lyžica. Sušený tymián

1/2 lyžičky. morská soľ

Príprava

Gril rozohrejeme na stredne vysokú.

Zeleninu potrieme ¼ šálky oleja.

Implementácia

Navrch posypte soľou a korením a grilujte 4 minúty. na stránku.

Otočte iba raz, aby ste na zelenine získali stopy grilovania.

Zmiešajte všetky ingrediencie omáčky.

Posypte zeleninou.

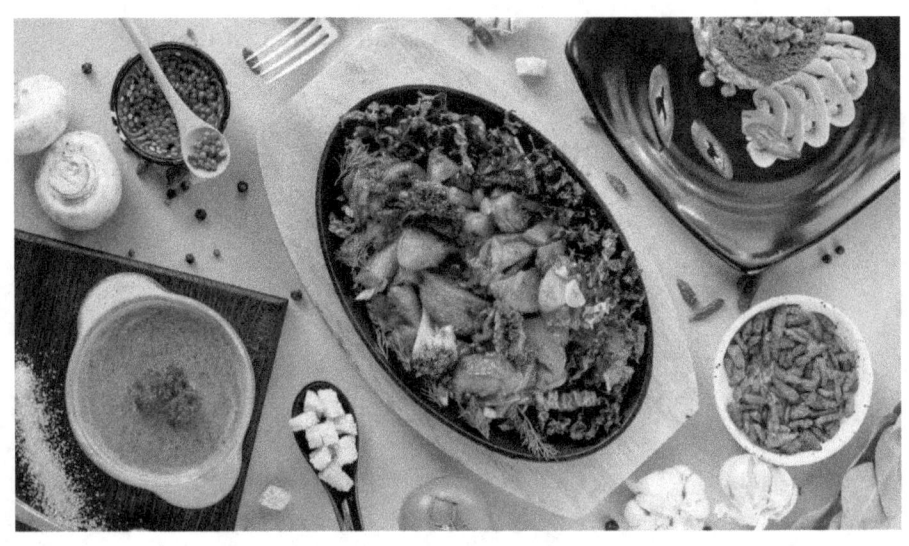

Grilovaný šalát z cukety a špargle

Ingrediencie:

12 uncí baklažánu (celkom asi 12 uncí), nakrájaného pozdĺžne na obdĺžniky s hrúbkou 1/2 palca

1 ks. Cuketu pozdĺžne prekrojíme a rozpolíme

6 ks. Špargľa

4 veľké paradajky, nakrájané na hrubé plátky

5 ružičkový kel

šálka extra panenského olivového oleja

Korenie

6 polievkových lyžíc. extra panenský olivový olej

Morská soľ podľa chuti

3 polievkové lyžice. jablčného octu

1 polievková lyžica. med

1 lyžička. Bezvaječná majonéza

Príprava

Gril rozohrejeme na stredne vysokú.

Zeleninu potrieme ¼ šálky oleja.

Implementácia

Navrch posypte soľou a korením a grilujte 4 minúty. na stránku.

Otočte iba raz, aby ste na zelenine získali stopy grilovania.

Zmiešajte všetky ingrediencie omáčky.

Posypte zeleninou.

Grilovaný šalát z karfiolu a baklažánu

Ingrediencie:
1 ks. Cuketu pozdĺžne prekrojíme a rozpolíme
6 ks. Špargľa
4 veľké paradajky, nakrájané na hrubé plátky
5 ružičiek karfiolu
30 uncí baklažánu (celkom asi 12 uncí), nakrájaného pozdĺžne na obdĺžniky s hrúbkou 1/2 palca
šálka extra panenského olivového oleja

Korenie
6 polievkových lyžíc. olivový olej
3 kvapky horúcej omáčky Tabasco
Morská soľ podľa chuti
3 polievkové lyžice. biely ocot
1 lyžička. Bezvaječná majonéza

Príprava
Gril rozohrejeme na stredne vysokú.

Zeleninu potrieme ¼ šálky oleja.

Implementácia

Navrch posypte soľou a korením a grilujte 4 minúty. na stránku.

Otočte iba raz, aby ste na zelenine získali stopy grilovania.

Zmiešajte všetky ingrediencie omáčky.

Posypte zeleninou.

Rímsky šalát a grilovaná mrkva

Ingrediencie:

10 uncí baklažánu (celkom asi 12 uncí), nakrájaného pozdĺžne na obdĺžniky s hrúbkou 1/2 palca

1 zväzok listov rímskeho šalátu

2 stredné mrkvy, pozdĺžne prekrojené a rozpolené

8 ks. Zelené fazule

7 ružičiek brokolice

šálka extra panenského olivového oleja

Korenie

6 polievkových lyžíc. olivový olej

1 lyžička. cesnakový prášok

Morská soľ podľa chuti

3 polievkové lyžice. Destilovaný biely ocot

1 lyžička. Bezvaječná majonéza

Príprava

Gril rozohrejeme na stredne vysokú.

Zeleninu potrieme ¼ šálky oleja.

Implementácia

Navrch posypte soľou a korením a grilujte 4 minúty. na stránku.

Otočte iba raz, aby ste na zelenine získali stopy grilovania.

Zmiešajte všetky ingrediencie omáčky.

Posypte zeleninou.

Šalát z grilovaného baklažánu a paradajok

Ingrediencie:

10 uncí baklažánu (celkom asi 12 uncí), nakrájaného pozdĺžne na obdĺžniky s hrúbkou 1/2 palca
4 veľké paradajky, nakrájané na hrubé plátky
1 zväzok endívie
1/4 dl extra panenského olivového oleja

Korenie
6 polievkových lyžíc. extra panenský olivový olej
Morská soľ podľa chuti
3 polievkové lyžice. jablčného octu
1 polievková lyžica. med
1 lyžička. Bezvaječná majonéza

Príprava

Gril rozohrejeme na stredne vysokú.

Zeleninu potrieme ¼ šálky oleja.

Implementácia

Navrch posypte soľou a korením a grilujte 4 minúty. na stránku.

Otočte iba raz, aby ste na zelenine získali stopy grilovania.

Zmiešajte všetky ingrediencie omáčky.

Posypte zeleninou.

Šalát z grilovaných cuketových paradajok a baklažánu

Ingrediencie:

10 uncí baklažánu (celkom asi 12 uncí), nakrájaného pozdĺžne na obdĺžniky s hrúbkou 1/2 palca

1 ks. Cuketu pozdĺžne prekrojíme a rozpolíme

4 veľké paradajky, nakrájané na hrubé plátky

5 ružičiek karfiolu

6 ks. Špargľa

šálka extra panenského olivového oleja

korenie

2 polievkové lyžice. olej z makadamiových orechov

Steaková omáčka, McCormick

3 polievkové lyžice. Suché sherry

1 polievková lyžica. Sušený tymián

Príprava

Gril rozohrejeme na stredne vysokú.

Zeleninu potrieme ¼ šálky oleja.

Implementácia

Navrch posypte soľou a korením a grilujte 4 minúty. na stránku.

Otočte iba raz, aby ste na zelenine získali stopy grilovania.

Zmiešajte všetky ingrediencie omáčky.

Posypte zeleninou.

Ružičkový kel a grilovaný baklažánový šalát

Ingrediencie:

10 uncí baklažánu (celkom asi 12 uncí), nakrájaného pozdĺžne na obdĺžniky s hrúbkou 1/2 palca

5 ružičiek karfiolu

5 ks. klíčiť

šálka extra panenského olivového oleja

Korenie

6 polievkových lyžíc. olivový olej

3 kvapky horúcej omáčky Tabasco

Morská soľ podľa chuti

3 polievkové lyžice. biely ocot

1 lyžička. Bezvaječná majonéza

Príprava

Gril rozohrejeme na stredne vysokú.

Zeleninu potrieme ¼ šálky oleja.

Implementácia

Navrch posypte soľou a korením a grilujte 4 minúty. na stránku.

Otočte iba raz, aby ste na zelenine získali stopy grilovania.

Zmiešajte všetky ingrediencie omáčky.

Posypte zeleninou.

Grilovaný šalát so špargľou a baklažánom

Ingrediencie:

1 ks. Cuketu pozdĺžne prekrojíme a rozpolíme
6 ks. Špargľa
30 uncí baklažánu (celkom asi 12 uncí), nakrájaného pozdĺžne na obdĺžniky s hrúbkou 1/2 palca
šálka extra panenského olivového oleja

Korenie
4 polievkové lyžice. olivový olej
Steaková omáčka, McCormick
2 polievkové lyžice. biely ocot
1 polievková lyžica. Sušený tymián
1/2 lyžičky. morská soľ

Príprava
Gril rozohrejeme na stredne vysokú.

Zeleninu potrieme ¼ šálky oleja.

Implementácia

Navrch posypte soľou a korením a grilujte 4 minúty. na stránku.

Otočte iba raz, aby ste na zelenine získali stopy grilovania.

Zmiešajte všetky ingrediencie omáčky.

Posypte zeleninou.

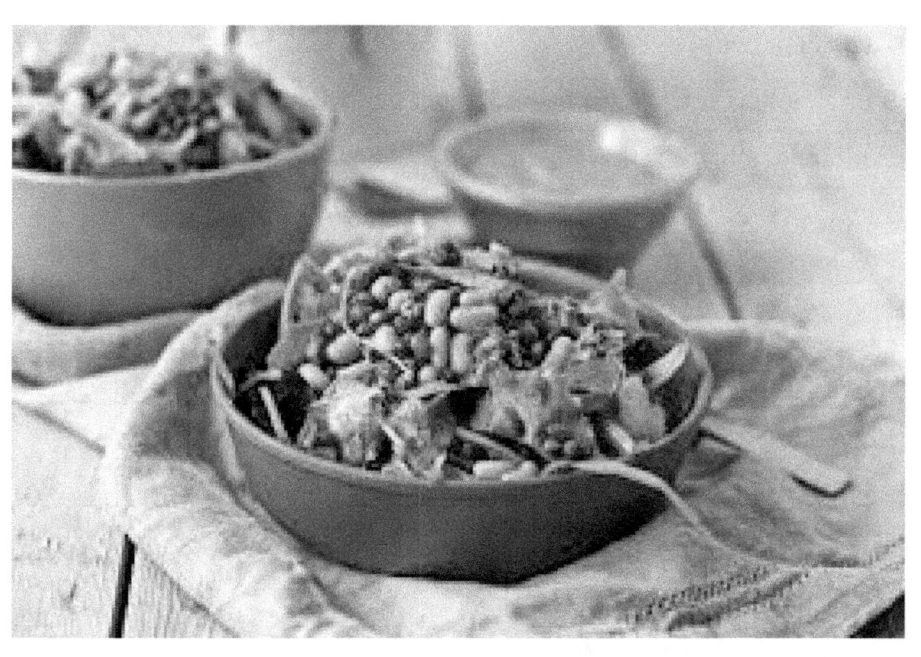

Šalát na grilovaných zelených fazuľkách a brokolici

Ingrediencie:

8 ks. Zelené fazule

7 ružičiek brokolice

9 uncí baklažánu (celkom asi 12 uncí), pozdĺžne nakrájaných na obdĺžniky s hrúbkou 1/2 palca

1 zväzok endívie

1/4 dl extra panenského olivového oleja

Korenie

6 polievkových lyžíc. extra panenský olivový olej

Morská soľ podľa chuti

3 polievkové lyžice. jablčného octu

1 polievková lyžica. med

1 lyžička. Bezvaječná majonéza

Príprava

Gril rozohrejeme na stredne vysokú.

Zeleninu potrieme ¼ šálky oleja.

Implementácia

Navrch posypte soľou a korením a grilujte 4 minúty. na stránku.

Otočte iba raz, aby ste na zelenine získali stopy grilovania.

Zmiešajte všetky ingrediencie omáčky.

Posypte zeleninou.

Šalát z grilovaného šalátu a mrkvy

Ingrediencie:

10 uncí baklažánu (celkom asi 12 uncí), nakrájaného pozdĺžne na obdĺžniky s hrúbkou 1/2 palca

1 zväzok listov rímskeho šalátu

2 stredné mrkvy, pozdĺžne prekrojené a rozpolené

šálka extra panenského olivového oleja

Korenie

6 polievkových lyžíc. olivový olej

1 lyžička. cesnakový prášok

Morská soľ podľa chuti

3 polievkové lyžice. Destilovaný biely ocot

1 lyžička. Bezvaječná majonéza

Príprava

Gril rozohrejeme na stredne vysokú.

Zeleninu potrieme ¼ šálky oleja.

Implementácia

Navrch posypte soľou a korením a grilujte 4 minúty. na stránku.

Otočte iba raz, aby ste na zelenine získali stopy grilovania.

Zmiešajte všetky ingrediencie omáčky.

Posypte zeleninou.

Šalát na grilovaných zelených fazuľkách a brokolici

Ingrediencie:

8 ks. Zelené fazule

7 ružičiek brokolice

10 uncí baklažánu (celkom asi 12 uncí), nakrájaného pozdĺžne na obdĺžniky s hrúbkou 1/2 palca

1 ks. Cuketu pozdĺžne prekrojíme a rozpolíme

6 ks. Špargľa

šálka extra panenského olivového oleja

Korenie

6 polievkových lyžíc. olivový olej

3 kvapky horúcej omáčky Tabasco

Morská soľ podľa chuti

3 polievkové lyžice. biely ocot

1 lyžička. Bezvaječná majonéza

Príprava

Gril rozohrejeme na stredne vysokú.

Zeleninu potrieme ¼ šálky oleja.

Implementácia

Navrch posypte soľou a korením a grilujte 4 minúty. na stránku.

Otočte iba raz, aby ste na zelenine získali stopy grilovania.

Zmiešajte všetky ingrediencie omáčky.

Posypte zeleninou.

Grilovaný šalát z cukety a čakanky

Ingrediencie:

1 ks. Cuketu pozdĺžne prekrojíme a rozpolíme

6 ks. Špargľa

30 uncí baklažánu (celkom asi 12 uncí), nakrájaného pozdĺžne na obdĺžniky s hrúbkou 1/2 palca

1 zväzok endívie

1/4 dl extra panenského olivového oleja

korenie

2 polievkové lyžice. extra panenský olivový olej

Steaková omáčka, McCormick

3 polievkové lyžice. Suché sherry

1 polievková lyžica. Sušený tymián

Príprava

Gril rozohrejeme na stredne vysokú.

Zeleninu potrieme ¼ šálky oleja.

Implementácia

Navrch posypte soľou a korením a grilujte 4 minúty. na stránku.

Otočte iba raz, aby ste na zelenine získali stopy grilovania.

Zmiešajte všetky ingrediencie omáčky.

Posypte zeleninou.

Šalát s grilovaným karfiolom a ružičkovým kelom

Ingrediencie:

5 ružičiek karfiolu

5 ks. klíčiť

30 uncí baklažánu (celkom asi 12 uncí), nakrájaného pozdĺžne na obdĺžniky s hrúbkou 1/2 palca

šálka extra panenského olivového oleja

Korenie

6 polievkových lyžíc. extra panenský olivový olej

Morská soľ podľa chuti

3 polievkové lyžice. jablčného octu

1 polievková lyžica. med

1 lyžička. Bezvaječná majonéza

Príprava

Gril rozohrejeme na stredne vysokú.

Zeleninu potrieme ¼ šálky oleja.

Implementácia

Navrch posypte soľou a korením a grilujte 4 minúty. na stránku.

Otočte iba raz, aby ste na zelenine získali stopy grilovania.

Zmiešajte všetky ingrediencie omáčky.

Posypte zeleninou.

Jednoduchý grilovaný baklažánový šalát

Ingrediencie:

10 uncí baklažánu (celkom asi 12 uncí), nakrájaného pozdĺžne na obdĺžniky s hrúbkou 1/2 palca

šálka extra panenského olivového oleja

Korenie

6 polievkových lyžíc. olivový olej

1 lyžička. cesnakový prášok

Morská soľ podľa chuti

3 polievkové lyžice. Destilovaný biely ocot

1 lyžička. Bezvaječná majonéza

Príprava

Gril rozohrejeme na stredne vysokú.

Zeleninu potrieme ¼ šálky oleja.

Implementácia

Navrch posypte soľou a korením a grilujte 4 minúty. na stránku.

Otočte iba raz, aby ste na zelenine získali stopy grilovania.

Zmiešajte všetky ingrediencie omáčky.

Posypte zeleninou.

Šalát z grilovanej zelenej fazuľky a paradajok

Ingrediencie:

8 ks. Zelené fazule

7 ružičiek brokolice

4 veľké paradajky, nakrájané na hrubé plátky

5 ružičiek karfiolu

šálka oleja z makadamových orechov

Korenie

4 polievkové lyžice. olivový olej

Steaková omáčka, McCormick

2 polievkové lyžice. biely ocot

1 polievková lyžica. Sušený tymián

1/2 lyžičky. morská soľ

Príprava

Gril rozohrejeme na stredne vysokú.

Zeleninu potrieme ¼ šálky oleja.

Implementácia

Navrch posypte soľou a korením a grilujte 4 minúty. na stránku.

Otočte iba raz, aby ste na zelenine získali stopy grilovania.

Zmiešajte všetky ingrediencie omáčky.

Posypte zeleninou.

Šalát z grilovaného šalátu a mrkvy

Ingrediencie:

8 ks. Zelené fazule

7 ružičiek brokolice

1 zväzok listov rímskeho šalátu

2 stredné mrkvy, pozdĺžne prekrojené a rozpolené

šálka oleja z makadamových orechov

korenie

2 polievkové lyžice. olej z makadamiových orechov

Steaková omáčka, McCormick

3 polievkové lyžice. Suché sherry

1 polievková lyžica. Sušený tymián

Príprava

Gril rozohrejeme na stredne vysokú.

Zeleninu potrieme ¼ šálky oleja.

Implementácia

Navrch posypte soľou a korením a grilujte 4 minúty. na stránku.

Otočte iba raz, aby ste na zelenine získali stopy grilovania.

Zmiešajte všetky ingrediencie omáčky.

Posypte zeleninou.

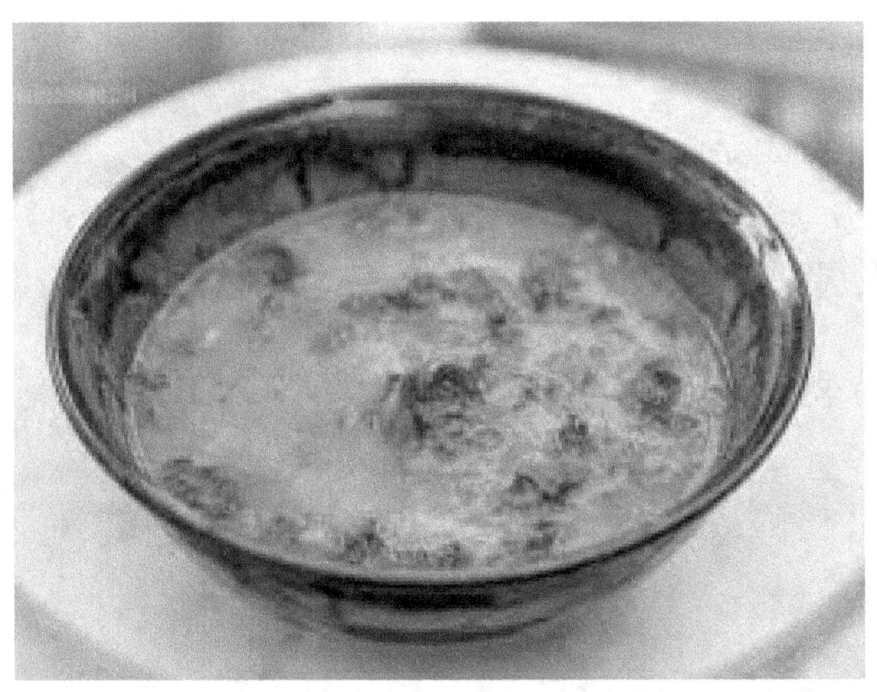

Grilovaná čakanka a baklažánový šalát

Ingrediencie:

10 uncí baklažánu (celkom asi 12 uncí), nakrájaného pozdĺžne na obdĺžniky s hrúbkou 1/2 palca

1 zväzok endívie

1/4 dl extra panenského olivového oleja

Korenie

6 polievkových lyžíc. olivový olej

3 kvapky horúcej omáčky Tabasco

Morská soľ podľa chuti

3 polievkové lyžice. biely ocot

1 lyžička. Bezvaječná majonéza

Príprava

Gril rozohrejeme na stredne vysokú.

Zeleninu potrieme ¼ šálky oleja.

Implementácia

Navrch posypte soľou a korením a grilujte 4 minúty. na stránku.

Otočte iba raz, aby ste na zelenine získali stopy grilovania.

Zmiešajte všetky ingrediencie omáčky.

Posypte zeleninou.

Šalát z grilovaných paradajok a karfiolu

Ingrediencie:

10 uncí baklažánu (celkom asi 12 uncí), nakrájaného pozdĺžne na obdĺžniky s hrúbkou 1/2 palca

4 veľké paradajky, nakrájané na hrubé plátky

5 ružičiek karfiolu

šálka oleja z makadamových orechov

Korenie

6 polievkových lyžíc. olivový olej

1 lyžička. cesnakový prášok

Morská soľ podľa chuti

3 polievkové lyžice. Destilovaný biely ocot

1 lyžička. Bezvaječná majonéza

Príprava

Gril rozohrejeme na stredne vysokú.

Zeleninu potrieme ¼ šálky oleja.

Implementácia

Navrch posypte soľou a korením a grilujte 4 minúty. na stránku.

Otočte iba raz, aby ste na zelenine získali stopy grilovania.

Zmiešajte všetky ingrediencie omáčky.

Posypte zeleninou.

Šalát s grilovaným karfiolom a ružičkovým kelom

Ingrediencie:

5 ružičiek karfiolu

5 ks. klíčiť

šálka oleja z makadamových orechov

Korenie

6 polievkových lyžíc. extra panenský olivový olej

Morská soľ podľa chuti

3 polievkové lyžice. jablčného octu

1 polievková lyžica. med

1 lyžička. Bezvaječná majonéza

Príprava

Gril rozohrejeme na stredne vysokú.

Zeleninu potrieme ¼ šálky oleja.

Implementácia

Navrch posypte soľou a korením a grilujte 4 minúty. na stránku.

Otočte iba raz, aby ste na zelenine získali stopy grilovania.

Zmiešajte všetky ingrediencie omáčky.

Posypte zeleninou.

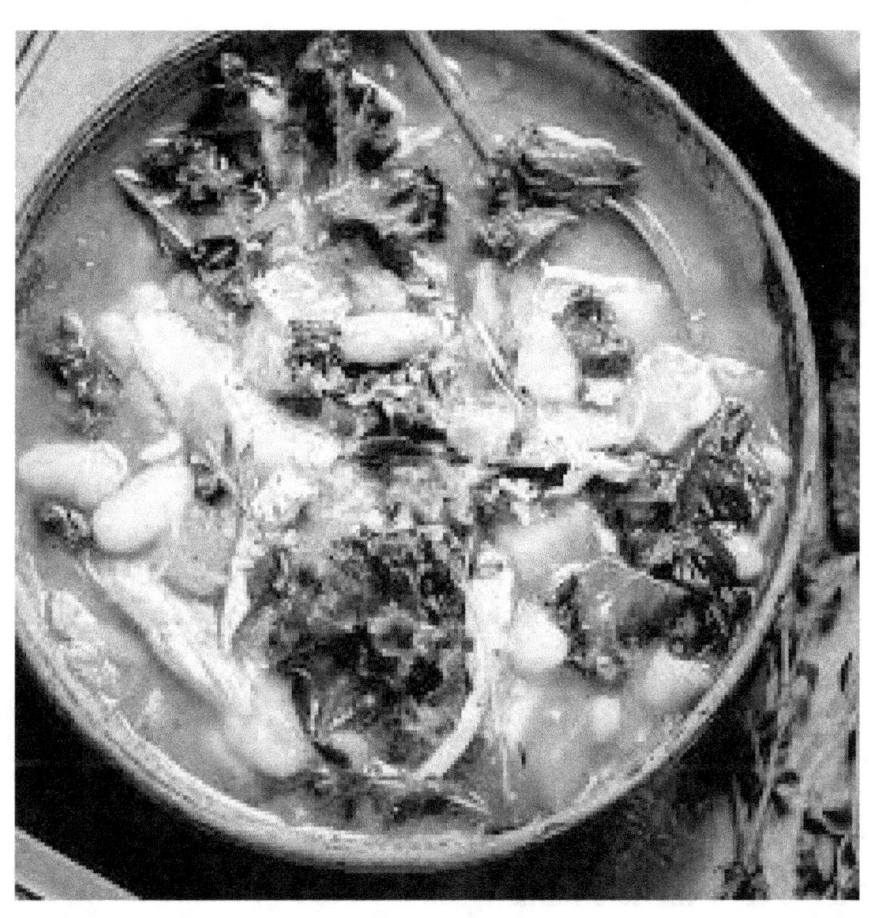

Grilovaná endívia, špargľa a šalát z baklažánu

Ingrediencie:

10 uncí baklažánu (celkom asi 12 uncí), nakrájaného pozdĺžne na obdĺžniky s hrúbkou 1/2 palca

1 ks. Cuketu pozdĺžne prekrojíme a rozpolíme

6 ks. Špargľa

8 ks. Zelené fazule

1 zväzok endívie

1/4 dl extra panenského olivového oleja

korenie

2 polievkové lyžice. olej z makadamiových orechov

Steaková omáčka, McCormick

3 polievkové lyžice. Suché sherry

1 polievková lyžica. Sušený tymián

Príprava

Gril rozohrejeme na stredne vysokú.

Zeleninu potrieme ¼ šálky oleja.

Implementácia

Navrch posypte soľou a korením a grilujte 4 minúty. na stránku.

Otočte iba raz, aby ste na zelenine získali stopy grilovania.

Zmiešajte všetky ingrediencie omáčky.

Posypte zeleninou.

Grilovaná cuketová špargľa a baklažánový šalát

Ingrediencie:

1 ks. Cuketu pozdĺžne prekrojíme a rozpolíme

6 ks. Špargľa

30 uncí baklažánu (celkom asi 12 uncí), nakrájaného pozdĺžne na obdĺžniky s hrúbkou 1/2 palca

šálka extra panenského olivového oleja

Korenie

6 polievkových lyžíc. olivový olej

3 kvapky horúcej omáčky Tabasco

Morská soľ podľa chuti

3 polievkové lyžice. biely ocot

1 lyžička. Bezvaječná majonéza

Príprava

Gril rozohrejeme na stredne vysokú.

Zeleninu potrieme ¼ šálky oleja.

Implementácia

Navrch posypte soľou a korením a grilujte 4 minúty. na stránku.

Otočte iba raz, aby ste na zelenine získali stopy grilovania.

Zmiešajte všetky ingrediencie omáčky.

Posypte zeleninou.

Grilovaný špargľový šalát s ružičkovým kelom a cuketou

Ingrediencie:

1 ks. Cuketu pozdĺžne prekrojíme a rozpolíme

6 ks. Špargľa

5 ružičiek karfiolu

5 ks. klíčiť

šálka oleja z makadamových orechov

Korenie

6 polievkových lyžíc. olivový olej

1 lyžička. cesnakový prášok

Morská soľ podľa chuti

3 polievkové lyžice. Destilovaný biely ocot

1 lyžička. Bezvaječná majonéza

Príprava

Gril rozohrejeme na stredne vysokú.

Zeleninu potrieme ¼ šálky oleja.

Implementácia

Navrch posypte soľou a korením a grilujte 4 minúty. na stránku.

Otočte iba raz, aby ste na zelenine získali stopy grilovania.

Zmiešajte všetky ingrediencie omáčky.

Posypte zeleninou.

Grilovaný šalát z cukety a špargle

Ingrediencie:

10 uncí baklažánu (celkom asi 12 uncí), nakrájaného pozdĺžne na obdĺžniky s hrúbkou 1/2 palca

1 ks. Cuketu pozdĺžne prekrojíme a rozpolíme

6 ks. Špargľa

šálka extra panenského olivového oleja

Korenie

4 polievkové lyžice. olivový olej

Steaková omáčka, McCormick

2 polievkové lyžice. biely ocot

1 polievková lyžica. Sušený tymián

1/2 lyžičky. morská soľ

Príprava

Gril rozohrejeme na stredne vysokú.

Zeleninu potrieme ¼ šálky oleja.

Implementácia

Navrch posypte soľou a korením a grilujte 4 minúty. na stránku.

Otočte iba raz, aby ste na zelenine získali stopy grilovania.

Zmiešajte všetky ingrediencie omáčky.

Posypte zeleninou.

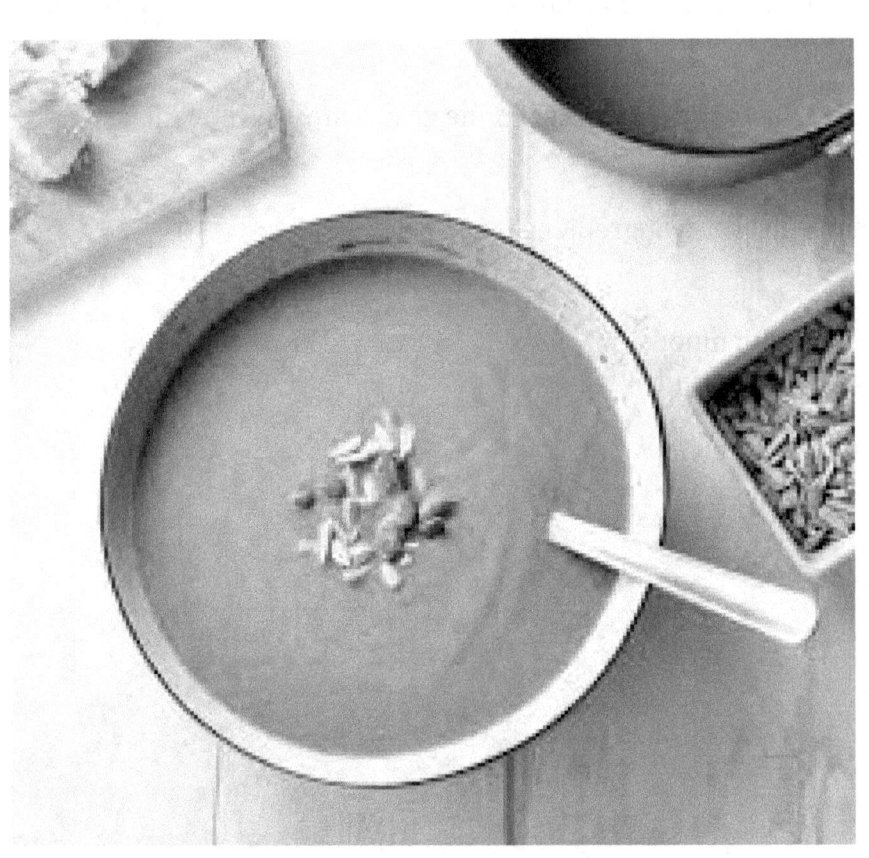

Grilovaný baklažán a rímsky šalát

Ingrediencie:

10 uncí baklažánu (celkom asi 12 uncí), nakrájaného pozdĺžne na obdĺžniky s hrúbkou 1/2 palca

1 zväzok listov rímskeho šalátu

2 stredné mrkvy, pozdĺžne prekrojené a rozpolené

šálka oleja z makadamových orechov

Korenie

6 polievkových lyžíc. olivový olej

3 kvapky horúcej omáčky Tabasco

Morská soľ podľa chuti

3 polievkové lyžice. biely ocot

1 lyžička. Bezvaječná majonéza

Príprava

Gril rozohrejeme na stredne vysokú.

Zeleninu potrieme ¼ šálky oleja.

Implementácia

Navrch posypte soľou a korením a grilujte 4 minúty. na stránku.

Otočte iba raz, aby ste na zelenine získali stopy grilovania.

Zmiešajte všetky ingrediencie omáčky.

Posypte zeleninou.

Šalát s karfiolom, čakankou a grilovanými zelenými fazuľkami

Ingrediencie:
5 ružičiek karfiolu
5 ks. klíčiť
8 ks. Zelené fazule
7 ružičiek brokolice
1 zväzok endívie
1/4 dl extra panenského olivového oleja

Korenie
6 polievkových lyžíc. extra panenský olivový olej
Morská soľ podľa chuti
3 polievkové lyžice. jablčného octu
1 polievková lyžica. med
1 lyžička. Bezvaječná majonéza

Príprava
Gril rozohrejeme na stredne vysokú.

Zeleninu potrieme ¼ šálky oleja.

Implementácia

Navrch posypte soľou a korením a grilujte 4 minúty. na stránku.

Otočte iba raz, aby ste na zelenine získali stopy grilovania.

Zmiešajte všetky ingrediencie omáčky.

Posypte zeleninou.

Šalát z grilovaných paradajok a karfiolu

Ingrediencie:

10 uncí baklažánu (celkom asi 12 uncí), nakrájaného pozdĺžne na obdĺžniky s hrúbkou 1/2 palca

4 veľké paradajky, nakrájané na hrubé plátky

5 ružičiek karfiolu

šálka extra panenského olivového oleja

korenie

2 polievkové lyžice. olej z makadamiových orechov

Steaková omáčka, McCormick

3 polievkové lyžice. Suché sherry

1 polievková lyžica. Sušený tymián

Príprava

Gril rozohrejeme na stredne vysokú.

Zeleninu potrieme ¼ šálky oleja.

Implementácia

Navrch posypte soľou a korením a grilujte 4 minúty. na stránku.

Otočte iba raz, aby ste na zelenine získali stopy grilovania.

Zmiešajte všetky ingrediencie omáčky.

Posypte zeleninou.

Grilovaný baklažán a endivia šalát

Ingrediencie:

10 uncí baklažánu (celkom asi 12 uncí), nakrájaného pozdĺžne na obdĺžniky s hrúbkou 1/2 palca

1 ks. Cuketu pozdĺžne prekrojíme a rozpolíme

4 veľké paradajky, nakrájané na hrubé plátky

1 zväzok endívie

1/4 dl extra panenského olivového oleja

korenie

2 polievkové lyžice. olej z makadamiových orechov

Steaková omáčka, McCormick

3 polievkové lyžice. Suché sherry

1 polievková lyžica. Sušený tymián

Príprava

Gril rozohrejeme na stredne vysokú.

Zeleninu potrieme ¼ šálky oleja.

Implementácia

Navrch posypte soľou a korením a grilujte 4 minúty. na stránku.

Otočte iba raz, aby ste na zelenine získali stopy grilovania.

Zmiešajte všetky ingrediencie omáčky.

Posypte zeleninou.

Šalát z grilovanej mrkvy a baklažánu

Ingrediencie:

10 uncí baklažánu (celkom asi 12 uncí), nakrájaného pozdĺžne na obdĺžniky s hrúbkou 1/2 palca

4 veľké paradajky, nakrájané na hrubé plátky

5 ružičiek karfiolu

2 stredné mrkvy, pozdĺžne prekrojené a rozpolené

šálka oleja z makadamových orechov

Korenie

6 polievkových lyžíc. olivový olej

1 lyžička. cesnakový prášok

Morská soľ podľa chuti

3 polievkové lyžice. Destilovaný biely ocot

1 lyžička. Bezvaječná majonéza

Príprava

Gril rozohrejeme na stredne vysokú.

Zeleninu potrieme ¼ šálky oleja.

Implementácia

Navrch posypte soľou a korením a grilujte 4 minúty. na stránku.

Otočte iba raz, aby ste na zelenine získali stopy grilovania.

Zmiešajte všetky ingrediencie omáčky.

Posypte zeleninou.

Grilovaný šalát a cuketový šalát

Ingrediencie:

12 uncí baklažánu (celkom asi 12 uncí), nakrájaného pozdĺžne na obdĺžniky s hrúbkou 1/2 palca

1 ks. Cuketu pozdĺžne prekrojíme a rozpolíme

4 veľké paradajky, nakrájané na hrubé plátky

5 ružičiek karfiolu

1 zväzok bostonského šalátu

1/4 dl extra panenského olivového oleja

Obliekanie

2 polievkové lyžice. olej z makadamiových orechov

Steaková omáčka, McCormick

3 polievkové lyžice. Suché sherry

1 polievková lyžica. Sušený tymián

Príprava

Gril rozohrejeme na stredne vysokú.

Zeleninu potrieme ¼ šálky oleja.

Implementácia

Navrch posypte soľou a korením a grilujte 4 minúty. na stránku.

Otočte iba raz, aby ste na zelenine získali stopy grilovania.

Zmiešajte všetky ingrediencie omáčky.

Posypte zeleninou.

Artičokový srdcový šalát a grilovaná kapusta Napa a Bostonský šalát

Ingrediencie:

1 šálka konzervovaných artičokových srdiečok

1/2 strednej kapusty Napa, nakrájanej na tenké plátky

1 zväzok bostonského šalátu

1/4 dl extra panenského olivového oleja

Korenie

6 polievkových lyžíc. olivový olej

1 lyžička. cesnakový prášok

Morská soľ podľa chuti

3 polievkové lyžice. Destilovaný biely ocot

1 lyžička. Bezvaječná majonéza

Príprava

Gril rozohrejeme na stredne vysokú.

Zeleninu potrieme ¼ šálky oleja.

Implementácia

Navrch posypte soľou a korením a grilujte 4 minúty. na stránku.

Otočte iba raz, aby ste na zelenine získali stopy grilovania.

Zmiešajte všetky ingrediencie omáčky.

Posypte zeleninou.

Pikantný šalát z grilovaných artičokových sŕdc

Ingrediencie:

1 šálka konzervovaných artičokových srdiečok

1/2 strednej kapusty Napa, nakrájanej na tenké plátky

1 zväzok bostonského šalátu

1/4 dl extra panenského olivového oleja

Korenie

6 polievkových lyžíc. olivový olej

3 kvapky horúcej omáčky Tabasco

Morská soľ podľa chuti

3 polievkové lyžice. biely ocot

1 lyžička. Bezvaječná majonéza

Príprava

Gril rozohrejeme na stredne vysokú.

Zeleninu potrieme ¼ šálky oleja.

www.ingramcontent.com/pod-product-compliance
Lightning Source LLC
Chambersburg PA
CBHW071421080526
44587CB00014B/1713